KB018699

어, 어, 어 하다

10kg이

늘었습니다만

일러두기

1. 이 책은 건강한 다이어트에 대한 정보를 담고 있지만, 전문 의학적 조언을 대신할 수 없습니다. 보다 자세한 정보는 의사 또는 기타 건강 전문가와 상담할 것을 권장합니다.
2. 이 책은 국립국어원에서 제시하는 표기 원칙을 따랐으나, 일부 외래어는 널리 알려진 대로 표기했습니다.
3. 단행본은 『 』로, 학술지, 정기간행물, 기타 작품명은 〈 〉로 표기했습니다.

1주 1kg 다이어트 습관

어, 어, 어 하다 10kg이 늘었습니다만

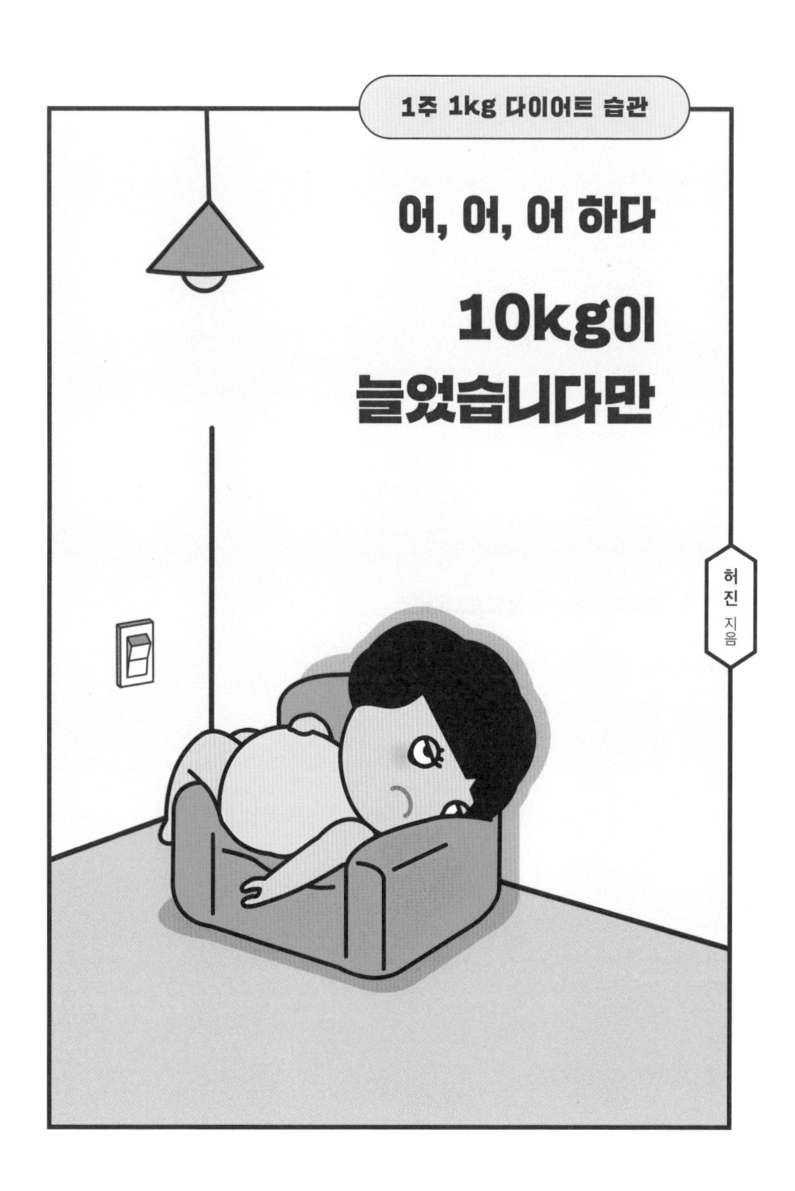

허진 지음

시그마북스
Sigma Books

어, 어, 어 하다 10kg이 늘었습니다만

발행일 2023년 7월 17일 초판 1쇄 발행
지은이 허진
발행인 강학경
발행처 시그마북스
마케팅 정제용
에디터 양수진, 최연정, 최윤정
디자인 강경희, 김문배

등록번호 제10-965호
주소 서울특별시 영등포구 양평로 22길 21 선유도코오롱디지털타워 A402호
전자우편 sigmabooks@spress.co.kr
홈페이지 http://www.sigmabooks.co.kr
전화 (02) 2062-5288~9
팩시밀리 (02) 323-4197
ISBN 979-11-6862-145-9 (03510)

* 시그마북스는 (주) 시그마프레스의 단행본 브랜드입니다.

좋은 식습관과 생활습관으로

새로운 미래를 그려나갈

____________________ 님께 드립니다.

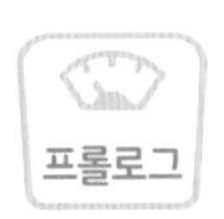

습관을 바꾸면 인생이 달라진다

나도 나만의 케이크를 찾아야겠어!

과거 내가 속했던 조직에 한 조각 남겨진 케이크가 있었다. 예쁘지도 맛있게 보이지도 않았다. 며칠 후면 유통기한이 지나 아예 먹지 못할 수도 있었다. 그러나 우리는 남겨진 조각 케이크를 차지하기 위해 서로서로 경계하고 헐뜯었다. 그곳엔 타인의 판단과 결정에 전전긍긍하는 내가 있었다.

그러던 어느 날 식습관과 생활습관으로 몸과 마음이 새롭게 다시 태어났다. 그리고 나는 나만의 케이크를 찾으면서 과거의 나와 재회했다.

10대, 문학과 글쓰기를 좋아했다. 20대, 단돈 50만 원을 들고 도쿄행 비행기를 탔다. 조간·석간 신문 배달을 하면서 일본어를 익히고 일본 문부과학성 국비장학생이 되었다. 그 후 방글라데시로 향했다. 전기와 수도도 없는 시골에서 사춘기 소녀들을 대상으로 연구 조사를 했다. 30대, 한국, 일본 그리고 방글라데시를 오가며 공부와 일을 했다.

단호하게 결심하고 언제든지 훌쩍 떠나는 내가 꽤 독립적인 사람으로 보였을까? 지인들이 나에게 붙여준 별명은 '신여성'이다. 그런데 이런 겉모습과는 다르게, 조직 생활을 하면 할수록 나는 좌절을 느꼈다. 늘 내 마음 한구석을 지배했던 것은 '선택받아야 한다'는 것이었다. 전전긍긍하며 상대의 의견과 결정에 상처받고 목매었다. 혼자 선택하고 결정하는 일에서의 나는 매우 적극적이고 독립적이었다. 그런데 조직 생활과 관계 문제에서는 너무도 소극적이고 의존적이었다.

30대에서 40대로 넘어가는 딱 그 경계에 장 건강에 적신호가 왔다. 단기간에 체중이 10kg이나 늘었다. 이 일을 계기로 식습관과 생활습관을 바꾸며 건강관리를 시작했다. 1주에 1kg씩, 10주 만에 10kg을 감량했다. 몸이 변하자, 생각이 변했다. 40대, 비로소 내 인생의 운전석에 앉기로 결심했다. 정확하지 않고 애매해서 여기저기 기웃대던 과거를 벗어났다.

몸이 바뀌면 마음이 바뀌고 인생이 바뀐다

몸은 겉으로 드러난 마음이다. 몸은 내면의 생각과 믿음을 비추는 거울이다. 나의 장 오염은 건강 문제뿐만 아니라 삶의 태도를 바꾸라는 시그널이었다. 근육을 키우기 위해서는 꾸준히 운동해야 하듯 마음의 근육도 훈련이 필요하다. 몸은 내가 생각한 것보다 훨씬 더 똑똑하고 강하고 회복력이 있었다. 식습관과 생활습관으로 몸이 바뀌니 마음도 바뀌기 시작했다. 식습관과 생활습관의 변화는 생각보다 훨씬 빨리 내 몸과 마음을 치유했다. 몸의 변화는 내 삶에 어떤 변화를 가져다주었을까?

먼저 나 자신을 마주했다. 내 인생의 어두운 시간으로 들어가 힘들었던 순간들과 불행한 기억에 대해서 고백할 기회를 가졌다. 나와의 화해를 시작했다. 과거의 나를 받아들이고 변화의 첫걸음을 내디뎠다. 예전의 나는 누군가의 기대에 부응하며 이른바 '있어 보이는 삶'을 살고 싶었다면, 지금의 나는 식습관과 생활습관을 개선하며 예전보다 '나다운 삶'을 살게 되었다.

또 매일 아침 스스로를 향해 힘 있게 '긍정 확언'을 했다. 매일 정해놓은 시간에 내가 원하는 가장 멋진 장면을 반복적으로 떠올렸다. 긍정적인 결과를 떠올리는 연습은 내 생각, 감정, 행동, 결정에 큰 영향을 미쳤다. 매일 독서하고 필사를 하며 내면과 대화했다. 고전 필사를 하면서 내 생각에 대해 명료하게 표현하는 연습을 했다. 이 작업을 통해 과거 내 경험에 대해서도 풍성하게 느끼게 되었다. 그리고 매일 잠자리에 들기 전 마음속 깊이 감사했다. 감사하는 마음을 가지면서 삶은 풍요로 찼다. 내가 원하는 방향으로 인생이 풀리기 시작했다. 자신을 믿고 사랑하는 힘을 회복했다.

무엇보다 1주 1kg씩, 10주간 10kg의 살을 정리하니 삶이 정리되었다. 몸의 미니멀리즘은 생활의 미니멀리즘으로 이어졌다. 장을 비우듯 삶도 비우기 시작했다. 내가 가진 물건 그리고 세상과 관계 맺는 방식에도 변화가 생겼다. 냉장고와 옷장을 비우고 내가 정말 좋아하는 것들만 남겼다. 장을 볼 때는 꼭 필요한 것만 장바구니에 담았다. 거주지에서 최대한 가까운 곳에서 생산된 식재료를 구입했다. 건강한 식재료로 직접 요리하기 시작했다. 그 결과 생활비가 줄었고 병원 갈 일이 없어졌다. 루틴을 구축하고 체크리스트를 작성하면서 오늘 할 일에 집중했다. 생활패턴을 고려해 시간을 효율적으로 활용하게 되었다. 이제는 먹지도 않는 음식보다 입지도 않는 옷보다 '경험'을 사는 데 투자한다.

그리고 인생 정리를 통해 긍정적인 변화를 만들었다. 먼저, 내 주변 관계를 정리했다. 시간을 내서라도 꼭 만나고 싶은 인연에 집중했다. 도움을 받은 사람에게는 꼭 손으로 감사편지를 썼다. 의미 있는 관계에 신경을 쓰니 삶이 단순해졌다. 그리고 가지고 있던 책을 전부 정리했다. 내가 가지고 있는 책은 내가 어떤 사람인지에 대한 조사가 되었다. 이런 작업을 통해 내가 정말 하고 싶은 일을 찾았다. 낮에는 일하고 밤에는 책을 쓰면서 새로운 인생을 향해 걸어나가기 시작했다.

이제부터가 진짜 시작이다

코로나19로 인한 환경의 변화와 몸의 변화는 나를 새로운 곳으로 데려다주었다. 그곳은 다름 아닌 내가 잊고 있던 나였다. 좋은 식습관과 생활습관을 통해 나는 1주 1kg, 10주 10kg을 감량했다. 장 건강을 회복했다. 그뿐만 아니라 '내면의 힘'도 회복했다. 진정한 행복은 외부 조건이 아니라 내면으로부터 나온다는 것을 알게 되었다. 예전의 나는 단순히 지금 이 순간이 가장 행복하다고 느끼고 싶었다. 그런데 식습관과 생활습관으로 변화한 나는 지금 이 순간의 행복에만 그치지 않고, 더 나아가 '최상의 나'로서 살고 싶다는 희망을 갖게 되었다.

이 책은 좋은 식습관과 생활습관으로 새롭게 태어난 나 자신의 이야기이다. 나를 찾고 변화시킨 내 생애 첫 프로젝트이다. 좋은 식습관과 생활습관을 가지면 인생도 바뀔 수 있다는 평범하지만 특별한 경험을 소개한다. 예뻐지기 위해서는 건강해야 한다. 건강하면 예뻐진다. 건강해지고 예뻐지는 일은 오래 걸리는 일도 특별한 일도 아니었다. 좋은 식습관과 생활습관은 일상을 견고하게 누리면서 평생에 걸쳐 실천할 수 있다. 이 책을 읽는 많은 사람들이 좋은 식습관과 생활습관으로 매일매일 최상의 나를 만났으면 한다. 그리고 각자가 원하는 방향으로 행복해졌으면 좋겠다.

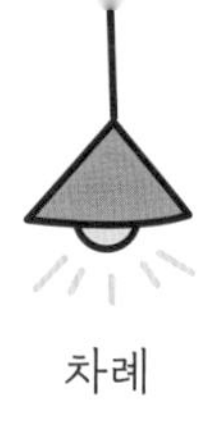

차례

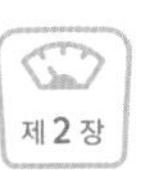

제 2 장

됐고! 장 건강부터 시작이다

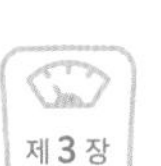

제 3 장

1주 1kg 다이어트를 위한 식습관

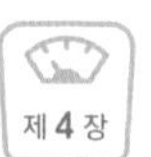
제 4 장

1주 1kg 다이어트를 위한 생활습관

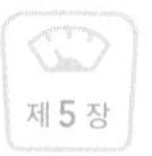
제 5 장

1주 1kg 다이어트, 10주의 기적

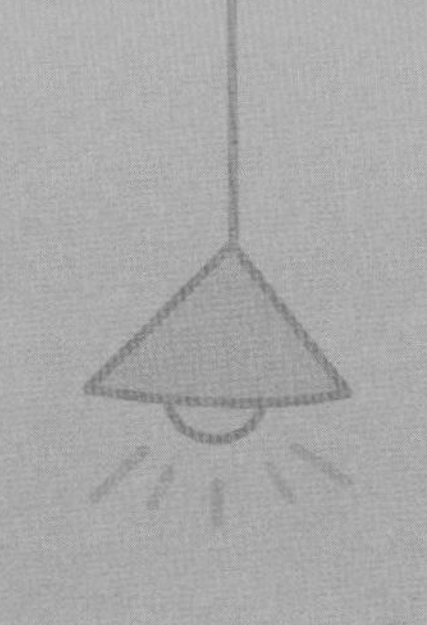

제 1 장

네?
장에 뿌연 가스가
보인다고요?

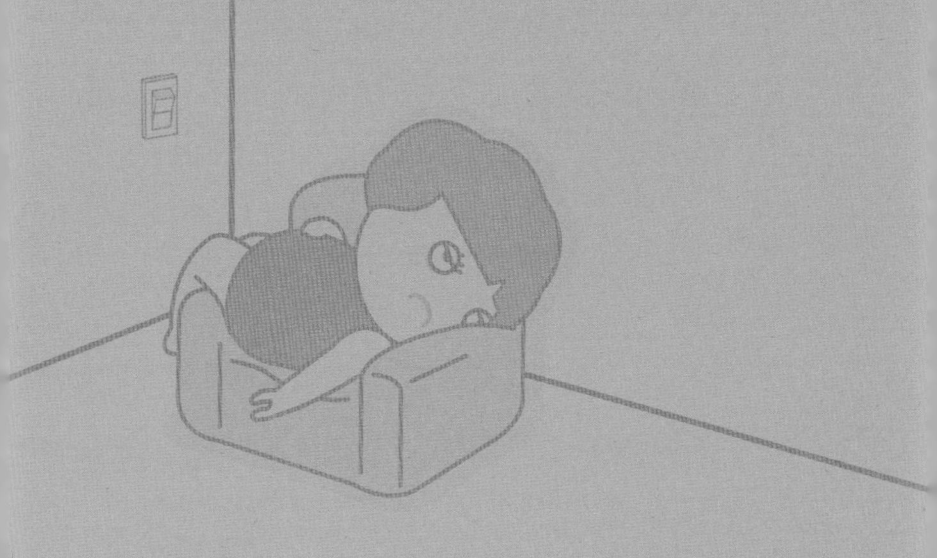

장내 가스 제거 대작전의 서막이 열리다

"네? 장에 뿌연 가스가 보인다고요?"

"위·대장 내시경 검사에서는 특별히 문제가 없어 보여요. 음… 그런데 여기 하얗고 뿌연 부분 보이시나요? 평소 소화나 배변 활동에는 문제가 없나요?"

코로나19로 재택근무가 시작되었다. 1년 사이 체중이 10kg 늘었다. 손발이 자주 붓고 몸이 무거웠다. 항상 속이 더부룩했다. 결국 건강검진을 받았다. 의사 선생님이 흉부 엑스레이 사진을 보여주며 하얗고 뿌연 부분을 손으로 짚었다. 정체는 다름 아닌 장내 가스였다. 건강검진 보고서에 '장내 가스로 인해 자궁 안이 관찰되지 않는다'는 소견도 있었다. 이렇듯 당시 나의 장내 가스는 심각한 수준이었다. 나는 당장 복부에 호스를 꽂아서라도 가스를 빼고 싶었다.

“선생님, 가스 제거하는 약 처방해주세요.”

“허허허, 그것보다는 생활 속에서 장 건강을 회복하는 게 우선일 것 같네요.”

의사 선생님은 식습관부터 개선해보라는 너무도 당연한 처방을 내려주셨다. 나는 건강검진 후 장 건강에 관해 폭풍 검색을 하기 시작했다. 넘쳐나는 정보의 홍수 속에 무엇부터 읽어야 할지 고민되었다. 우선 나와 조금이라도 관련 있는 내용부터 찾아보았다.

내 몸속 뿌연 가스의 원인은 무엇일까?

먼저, 나는 ‘식습관’이 문제였다.

2020년 기준, 온라인 주문을 통한 배달음식 거래액은 전년 대비 78.6%나 증가했다고 한다. 원인은 코로나19였다. 코로나19 이후 나는 집에만 머무는 ‘집콕족’이 되었다. 장시간 앉아서 일만 했다. 보상심리인지 계속 먹고 싶었다. 하루 세끼를 꼬박 챙겨 먹었다. 위장이 쉴 틈이 없었다. 또 밤 9시가 넘어서 일이 끝나면 거의 항상 배달음식을 먹었다. 최소 주문 금액을 맞추기 위해 평소보다 많은 양을 주문했다. 과식으로 소화가 잘 안 되어 탄산음료를 마시는 습관이 체중 증가로 이어졌다. 대폭 줄어든 활동량과 습관적 세끼, 그리고 배달음식은 소화불량의 원인이 되었다. 소화불량으로 인해 먹는 즐거움의 시간은 고통의 시간이 되었다. 늘 물에 젖은 솜털 옷을 입은 것처럼 몸이 무거웠다.

다음으로 '생활습관'에 문제가 있었다.

"어깨높이가 다르네. 척추가 왼쪽으로 기울어진 것 같아. 큰 덩치에 거북목, 새우등… 유인원 같아."

"무슨 말이야! 사람의 머리 무게가 평균 5kg이나 될 정도로 무겁다는 상식도 몰라?"

코로나19 이후 1년 넘게 하루에 12시간씩 앉아서 노트북으로 일했다. 이런 내 모습을 보고 가족들이 한마디씩 했다. 유인원 같다는 말에 나는 버럭 화를 내기도 했다. 처음에는 나름 바른 자세로 일했다. 그런데 일에 집중하는 시간이 길어지면 머리가 앞으로 쏠리고 등이 말렸다. 노트북 모니터가 자석처럼 내 머리를 끌어당기는 듯했다. 몸무게가 1kg, 2kg 늘어갈 때마다 그 증상은 더 심해졌다. 척추뼈가 틀어지면 내장과 혈관의 일부가 압박을 받는다. 거북목과 굽은 등은 내장 문제와 밀접한 관계가 있었다. 특히 스트레스를 받으면 배에 압박을 주게 되는 습관들이 장 건강에 영향을 끼칠 수 있다.

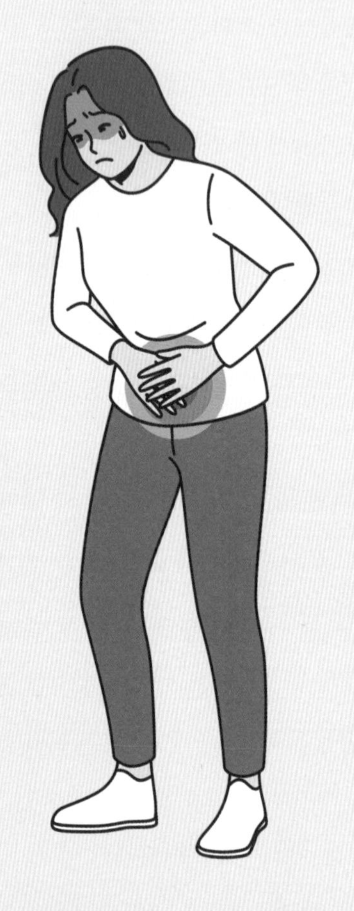

나쁜 식습관과 생활습관으로 장이 뿌옇게 오염되었다.
내 마음에도 뿌연 안개가 드리워졌다.

나쁜 습관으로
반갑지 않은 손님이 찾아오다

전 세계를 휩쓴 팬데믹으로 인해 우리의 일상은 많이 달라졌다. 특히 마음의 적신호 '코로나 블루'는 심각한 사회문제로 대두되었다. 코로나 블루는 코로나에 영어로 우울을 뜻하는 '블루(blue)'가 붙은 신조어로, 불안, 어지러움, 소화불량, 이명, 가슴 답답함 등의 신체 증상을 야기한다. 2020년 경기연구원 조사에 따르면 전국 15세 이상 1,500명 가운데 코로나19로 '다소 불안하거나 우울하다'고 응답한 이들은 45.7%에 달했다. 건강보험심사평가원 조사에 따르면 2020년 병원을 찾은 우울증 환자는 83만 7,808명으로 5년 전보다 약 30% 증가했다. 코로나 블루의 원인으로는 외출 자제가 불러오는 무기력함과 우울감, 경제생활 위축에 따른 어려움을 들 수 있다.

재택근무를 시작하고 나는 몸의 변화뿐만 아니라 '번 아웃'도 경험하게 되었다. 2020년 영국 시사 주간지 이코노미스트는 '재택근무와 업무시간의 상관관계'에 대해 조사했다. 이 조사에 의하면 재택근무를 시작한 후 이메일과 화상회의 참여 등으로 인해 오히려 업무시간이 늘어났다고 한다. 재택근무로 자유시간이 늘어날 것이라는 기대는 나의 착각이었다. 오히려 업무량이 늘었다. 몸도 점점 비대해졌다. 활동량이 줄었기 때문이다. 모든 것이 귀찮았다. 회사 이메일 수신함에는 분초를 다투어 이메일이 쌓였다. 그러나 내 눈은 자꾸 소파를 향하고 있었다. 뒹굴뒹굴 스마트폰이나 하고 싶었다. 코로나19 이전, 나는 한마디로 자기계발 끝판왕이었다. 매일 새벽에 일어나 운동을 했고, 업무가 끝나면 저녁에는 악기를 배우는 등 취미 생활에 열중했다. 또 자기 전까지 자격시험 공부를 했다. 하지만 매일 12시간 재택근무를 시작한 후 업무 이외 모든 것에 손을 놓았다. 예전과 다르게 극도의 정신적인 피로를 느끼게 되었다.

무기력함과 우울감의 원인은 세로토닌에 있다

『장 건강하면 심플하게 산다』에서는 세로토닌은 행복과 관련이 있는 신경전달물질이며 90% 이상이 장에서 만들어진다고 한다. 장이 건강하지 않으면 세로토닌 생성에 문제가 생길 수 있다. 세로토닌은 수면, 식욕, 기분 조절과 밀접한 연관성이 있다. 우울증, 공황장애, 불안증을 가진 경우 세로토닌 수치가 낮게 나타난다. 결국 무기력증도 장 건강과 관련되어 있다.

『동의보감』에는 '장청뇌청'이라는 말이 나온다. 장이 깨끗해야 뇌가 깨끗하다는 말이다. 장이 '제2의 뇌'라 불릴 정도로 장 건강은 매우 중요하다. 장은 뇌에 의해 조절될 정도로 민감한 신체기관이다. 나는 평소 장 건강에 관해 전혀 관심이 없었다. 하지만 태어나서 처음으로 엑스레이 사진을 통해 본 뿌연 가스는 나의 건강관리에 경종을 울렸다.

"건강한 신체에 건강한 정신이 깃든다"라고 영국의 사상가 존 로크는 말했다. 나는 이 말을 어려서부터 부모님에게 지겹도록 들어왔다. 또 어릴 적 할머니는 "뱃속이 편해야 한다"라는 말을 자주 했다. 걱정거리가 없어야 한다는 뜻이다. 잘 먹고 잘 싸고 잘 자는 것이 생활의 기본이다. 잘 먹고, 잘 자고, 잘 싸고, 건강하면 세로토닌 생성은 원활해진다. 세로토닌 생성이 원활하면 기분이 좋아진다. 이른바 건강의 선순환이 가능해진다. 반대로 나쁜 식습관과 생활습관은 장 건강을 악화시키고 세로토닌 생성을 방해한다. 세로토닌 수치가 낮아지면 스트레스가 많아진다. 건강의 악순환이 된다. 장 건강이 마음 건강과 깊게 관련되어 있는 증거이다.

코로나19 이후 나쁜 식습관과 생활습관으로 장이 뿌옇게 오염되었다. 내 마음에도 뿌연 안개가 드리워졌다. 몸속 가스와 마음의 안개를 걷어내는 것이 나에게는 절체절명의 과제가 되었다.

이때부터 나만의 '장내 가스 제거 대작전'은 시작되었다.

코로나19가 남긴 것, 10kg 확찐자가 되다

'체중계가 고장 났나 봐.'

뽀얗게 먼지가 내려앉은 체중계가 눈에 들어왔다. 체중계를 손으로 쓱쓱 닦으면서 조심스레 그 위에 올라섰다. 체중계 바늘이 가리키는 숫자를 보고 눈을 의심했다. 그사이 앞자리 숫자가 달라져 있었다.

지금까지 나는 단기간에 급격한 체중 변화를 경험하는 사람은 운동선수나 연예인뿐이라고 생각했다. 몸의 변화에 민감했던 예전의 나는 아침저녁으로 체중계에 오르곤 했다. 항상 빳빳하게 다림질한 셔츠와 몸에 딱 맞는 슬랙스를 입고 출근했다. 하지만 그때의 나는 이제 없었다. 화상회의용 셔츠와 무릎이 다 튀어나온 고무줄바지를 입고 온종일 앉아 일하는 내가 있었다.

체중계에서 내려와 한동안 멍하니 앉아 있었다. 코로나19 이후 재택근무로 인한 불규칙한 식습관과 격감한 활동량이 문제였을까? 단기간에 10kg이 늘어나다니, 정말 충격이었다.

단기간에 급격하게 체중이 증가한 원인은 무엇일까?

먼저, 식습관이 문제였다. 최근 1년간의 신용카드 명세를 확인해 보았다. 배달음식 결제가 대부분이었다. 그동안 정말 단순한 생활을 했다. 먹고 일하고, 일하고 먹은 것밖에 없었다. 나는 외국인 신분으로 회사에서 애매한 위치에 있었다. 실적을 내고 당당하게 자리를 잡고 싶었다. 상사와 부하 직원이 코로나 양성 판정을 받았을 때는 휴일도 없이 일만 했다. 업무 관련 문제가 하나둘씩 터질 때마다 방구석에 앉아 과식으로 스트레스를 풀었다. 고지방 고열량의 배달음식을 자주 먹었고, 이내 후회했다. 배달 앱을 수십 번 설치하고 지우기를 반복했다.

문제는 식사만이 아니었다. 나는 탄수화물과 당류 함량이 높은 인스턴트 커피를 습관적으로 마셨다. 중독이었다. 20만 명이 넘는 임상 경험을 가진 일본의 저명한 의사 마키타 젠지는 저서 『식사가 잘못됐습니다』에서 캔커피, 주스, 탄산음료 등은 탄수화물과 당질의 환상적 콜라보라 했다. 식후 커피를 마시는 것은 밥을 2번 먹는 것과 같은, 비만을 부르는 나쁜 습관이었다. 어려서부터 내가 가장 좋아하는 음식은 엄마표 집밥이었다. 초콜릿과 같은 단 음식에 관심이 없었고, 라면 같은 인스턴트 가공 음식도 입에 맞지 않았다. 이런 내가 불규칙한 식습관으로 단기간에 10kg이나 증가하게 되었다.

다음으로 재택근무 후 활동량이 급격히 감소했다. 예전에는 매일 근처 슈퍼에서 장을 보았다. 밥도 직접 해 먹었다. 살 게 없어도 집 앞 서점 나들이를 자주 했다. 20대 일본 유학 시절에는 왕복 5km 정도를 매일 걸어 다니며 통학했다. 그 후 방글라데시에 살 때도, 작열하는 태양 아래 현지 여성처럼 온몸에 스카프를 두르고 집 근처 호숫가를 매일 1시간씩 걸었다. 세계 어디에 있든 걷기는 가장 좋은 친구였다. 오직 걷는 데 집중하다 보면 머리가 맑아졌다. 먹는 것을 좋아했던 내가 오랫동안 같은 체중을 유지할 수 있었던 이유도 아마 걷기에 있었을 것이다.

하지만 재택근무를 시작한 이후 나는 배달음식을 주로 먹었다. 생필품도 온라인으로 구매했다. 딱히 외출할 일이 없었다.

갑작스러운 코로나19로 확찐자가 되다

코로나19 거리두기 이후 많은 사람들이 외출을 자제하고 집에서만 생활하게 되었다. 활동량이 급감해 체중이 확 늘어난 사람들이 많아졌다. '확찐자'는 갑자기 살이 불어난 이들을 코로나19 확진자에 빗대 칭하는 신조어이다.

2021년 한국건강증진개발원과 대한비만학회는 '코로나19와 비만 관련 건강행태 변화 조사'를 실시했다. 전국 만 19세 이상 성인 남녀 1,000명을 대상으로 코로나19 이전인 2020년 1월 기준과 코로나19 이후인 2021년 10월의 식생활 형태, 신체활동, 정서 상태, 비만 인식도 등을 조사했다. 이 조사에 따르면 국민 10명 중 4명은 코로나 이전과 비교해 체중이 평균 3.5kg 증가했다. 체중 증가의 주된 이유는 '일상생활에서의 활동량 감소'가 52.1%로 가장 높게 나타났고, '운동 감소'(34.4%), '식이의 변화'(13.6%) 등이 그 뒤를 이었다. 코로나19 전후 걷기와 운동 등 일상생활 중 활동량 변화에 대한 질문에 '활동량이 줄었다'고 응답한 비율은 53.5%로 절반 이상이었다.

또 코로나19 확산은 활동량 감소뿐만 아니라 운동 빈도에도 영향을 미쳤다. '주 3~4회 운동한다'는 응답자가 코로나19 전후

24.5%에서 16.3%로 8.2% 감소했다. '거의 운동을 하지 않는다'는 응답자는 15.6%에서 19.0%로 3.4% 증가했다. 그 외에, '방문 외식' 비율은 62.6%에서 14.7%로 약 47.9% 감소했다. '배달 외식'은 26.9%에서 54.3%로, '포장 외식'은 8.4%에서 26.8%로 급증한 것으로 나타났다.

다이어트와 건강을 한 번에 잡기 위한 여정이 시작되다

몸은 정말 라이프스타일을 반영하는 것일까? 나는 재택근무 이후 활동량이 급격히 감소했고 식습관도 변했다. 그 결과 체중의 앞자리 수가 바뀌었다. 충격은 그뿐만이 아니었다. 오랜만에 전신거울을 보았다. 깜짝 놀랐다. 어두운 표정, 푸석푸석한 긴 머리, 새우등, 거북목의 유인원이 정말 거기에 있었다. 가족들의 말은 단순한 농담이 아니었다. 당시의 내 생활이 내 몸을 통해 여실히 드러나고 있었다. 나구모 요시노리 의학박사는 저서 『1일 1식』에서 '건강한 모습은 반드시 외양으로 드러난다'고 했다. 외양의 젊음과 아름다움을 달성했을 때 가장 좋은 건강 상태라고 할 수 있다. 급격한 체중 증가로 인해 망가진 외양은 건강의 적신호임에 틀림이 없다.

나는 재택근무로 다행히 확진자는 되지 않았다. 아이러니하게도 그 덕택에 '확찐자'가 되었다. 다이어트에 성공한 한 여성 연예인은 "인생은 살이 빠졌을 때와 쪘을 때로 나뉜다"라고 했다. 누구나 인생에서 한 번은 환승해야 할 때와 마주하게 된다. 나는 떨리는 손으로 앞자리 수가 바뀐 체중계의 사진을 찍었다. 그리고 하얀 종이에 심이 두꺼운 펜으로 '10kg'이라고 꾹꾹 눌러쓴 후 냉장고 문에 붙였다. 그리고 이번에야말로 '건강한 몸짱'이 되어야겠다고 다짐했다. 이런 다짐과 함께 자료를 찾다 보니 재미있는 다이어트 격언이 눈에 들어왔다. '살찐 사람은 긁지 않은 복권'이라고 한다. 다이어트에 성공하면 복권 당첨과 마찬가지로 대변신을 할 수 있다는 말이다. 나에게도 인생 환승의 시기가 왔다.

10kg 확찐자가 된 충격으로 다이어트와 건강을 한 번에 잡기 위한 여정이 시작되었다.

단 하루라도 푹 잘 수 있다면

"신은 현세의 고통과 근심의 보상으로 희망과 잠을 주었다."

18세기 프랑스 작가 볼테르의 말이다. 인간은 잠을 자는 동안 심신의 안정을 이룬다. 또 떨어진 신체 기능을 회복하며 다음 날 사용할 에너지도 충전한다.

어려서부터 가족들은 '자면 업어 가도 모른다', '베개에 머리만 대면 곯아떨어진다'고 나를 놀렸다. 나 역시 스트레스를 받으면 '하룻밤 자고 나서 다시 생각해보자'는 것이 평소 습관이었다. 잠이 요술을 부린 듯했다. 한숨 푹 자고 일어나면 풀지 못할 문제가 없었다. 그러나 재택근무를 시작하고 얼마 지나지 않아 나는 자다가 늘 깼다. 허리와 등 부분이 항상 답답했다. 활동량이 줄어들면서 처음으로 느낀 컨디션의 저조는 쉽게 잠이 들지 못하거나 자주 깨는 이른바 수면장애였다. 얕은 잠을 자게 되자 몸이 붓고 살이 찌기 시작했다. 작은 소음에도 필요 이상으로 민감해졌다. 사소한 일에도 짜증을 내자 주위 사람들은 당황했다. 수면장애는 생활의 질을 떨어뜨렸다. 반갑지 않은 손님이었다.

야식증후군?
도대체 그게 뭔데?

"아아~ 더 이상 이렇게는 못 살아!"

잠을 설치던 어느 날 밤 결국 나는 절규했다. 수면 지옥에서 벗어나고 싶었다. 급기야 나는 침대를 박차고 나왔다. 잠을 포기하고 검색을 시작했다. '야식증후군 자가진단 테스트'라는 것을 해보았다. 거의 모든 항목이 해당되었다. 10개 항목 중 5개 이상에 해당되면 '야식증후군 위험군'이라고 했다.

야식증후군은 1955년 미국의 앨버트 스턴커드 박사가 처음 발표한 것으로, 저녁 7시 이후의 식사량이 하루 전체 식사량의 50% 이상을 차지하는 증상을 일컫는다. 야식증후군이 야기하는 가장 대표적인 문제로 불면증을 들 수 있다. 야식증후군을 보이는 사람들은 대개 일주일에 3일 이상 밤에 자다가 깬다고 한다.

야식증후군 자가진단 테스트

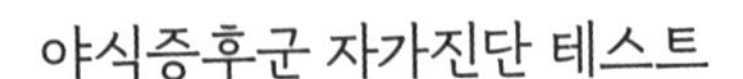

- ☐ 잠자리에 드는 시간이 불규칙하다.
- ☐ 새벽 1시 전에는 쉽게 잠들지 못한다.
- ☐ 음식을 먹고 바로 잠드는 일이 많다.
- ☐ 배가 고파 잠에서 깰 때가 있다.
- ☐ 종종 인스턴트 식품으로 식사를 대신한다.
- ☐ 야식을 먹으면 죄책감이 든다.
- ☐ 스트레스를 받거나 우울하면 폭식을 한다.
- ☐ 최근 체중이 크게 바뀌었거나 복부비만이 생겼다.
- ☐ 흡연을 많이 하고 하루에 소주를 3잔 이상 마신다.
- ☐ 아침을 안 먹는데도 점심때 배가 많이 고프지 않다.

(출처: 건강보험심사평가원)

나는 간식으로서의 야식을 즐긴 것은 아니었다. 하루 세끼 중 저녁을 밤늦게 먹었다. 일이 매일 밤 9시가 넘어서 끝났다. 업무 마치기 30분 전 치킨, 보쌈, 칼국수, 만두 등을 습관적으로 시켰다. 저녁을 늦게 먹다 보니 취침 시간이 항상 늦었다. 음식이 소화도 되기 전에 침대에 누웠다. 피로감과 포만감이 겹쳤다. 시계를 보면 어느덧 자정이 넘어 있었다. 겨우 잠이 들어도 소화기관은 음식물 소화를 위해 일을 하고 있었기 때문에 깊은 잠을 잘 수가 없었다. 아침에는 늘 머리가 멍했다. 몸이 천근만근 무거웠다. 의욕이 떨어졌다. 만사가 귀찮아졌다. 활동량과 에너지 소비가 줄어들었다. 결국 단기간에 10kg이 늘었다. 수면 부족이 만성화되면 비만이 되는 것일까? 다이어트와 건강에 있어 수면이 중요한 요소일까?

수면과 비만,
둘의 관계가 궁금해졌다

수면 부족이 만성화되면 호르몬의 변화가 일어난다. 공복감을 증가시키는 식탐 호르몬인 그렐린의 분비가 증가한다. 대신에 식욕을 억제하는 호르몬인 렙틴의 분비는 줄어든다. 나는 잠이 부족해지자 평소 먹지 않던 자극적이고 기름진 음식이 먹고 싶어졌다. 또 잠이 부족하면 코르티솔 호르몬의 분비가 늘어난다. 이 호르몬은 식욕을 늘리고 지방을 저장하는 역할을 한다. 나는 돌아서면 입이 심심했다. 시도 때도 없이 군것질이 하고 싶었다. 캔커피 1캔 2캔, 스낵 1봉지 2봉지를 습관적으로 비웠다.

수면과 비만의 상관관계에 대한 연구는 꾸준히 진행되어왔다. 2017년 일본 와세다대학교 우치다 스나오 명예교수 연구팀은 건강한 젊은 남성 9명을 대상으로 다음 2가지의 '수면 패턴 비교 연구'를 진행했다. 첫 번째 패턴은 3일간은 3.5시간 수면을 취하고 그 다음 하루는 7시간 수면을 취하는 것이었다. 두 번째 패턴은 4일 모두 7시간 수면을 취하는 것이었다. 결과적으로 두 패턴의 에너지 소비량 차이는 크지 않았다. 그러나 3.5시간 수면을 취한 다음 날은 7시간 수면한 날에 비해 심부 체온이 낮게 나타났다. 체온이 낮은 것은 신진대사가 떨어졌음을 의미한다. 또한 3.5시간 수면을 취한 날은 공복감이 강한 경향이 나타났다. 식욕을 억제하는 호르몬의 분비량이 감소했다. 그러나 4일째 7시간 수면을 취한 후에는 공복감과 식욕 억제 호르몬 모두 원래대로 돌아갔다. 이 연구를 통해 수면 부족은 신진대사 및 식욕 억제 호르몬의 분비를 저하시키고 체중을 증가시킨다는 사실을 알 수 있다.

2020년 국민건강보험 일산병원 가정의학과에서는 2012~2017년 국민건강영양조사에 참여한 20세 이상 성인 남성 3,997명을 대상으로 '수면 시간과 복부비만의 상관성'을 분석했다. 그 결과 하루 8시간 자는 남성의 복부비만율이 28.9%로 최저였고, 하루 5시간 미만 자는 남성의 복부비만율이 40.2%로 최고였다. 하루 7시간 정상 수면을 취하는 남성에 비해 하루 5시간 미만 자는 남성의 복부비만 발생 위험은 1.5배 높았다. 이를 통해 수면 시간과 복부비만에 연관성이 있다는 것을 알 수 있다.

앞의 두 연구에서 본 바와 같이 건강한 다이어트를 원한다면 먼저 충분한 수면 시간을 확보하는 것이 중요하다.

수면의 질이 곧 삶의 질이다

서사시 <일리아스>와 <오디세이아>를 지은 고대 그리스의 작가 호메로스는 "잠은 눈꺼풀을 덮어 선한 것, 악한 것, 모든 것을 다 잊게 한다"라고 했다. 잠이 만병통치약이라는 말이다. 수면 부족 상태가 지속되면 일상생활이 힘들어진다. 집중력이 부족해져 공부나 업무의 효율이 떨어진다. 또 쉽게 피로해져 대인관계 등 사회생활에도 영향을 끼친다.

나는 집에서 매일 12시간 이상 일했다. 몸과 마음이 지쳤다. 그

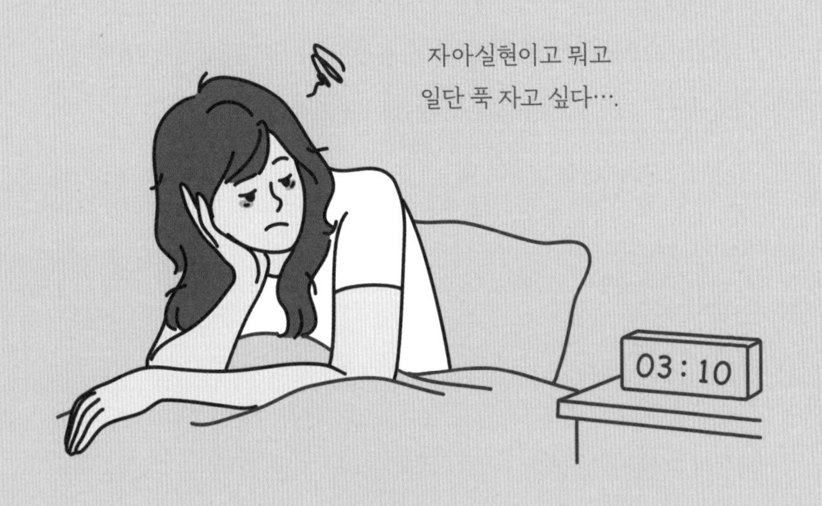
자아실현이고 뭐고
일단 푹 자고 싶다….
03:10

보상으로 늦은 밤 과식과 폭식을 했다. 음식물을 소화시키지 않은 채 잠자리에 들었다. 뜬눈으로 지새우는 날이 계속되었다. 수면 부족은 다음 날의 에너지 소비에도 영향을 미쳤다. 활동량이 줄었다. 결국 이는 10kg 체중 증가로 이어졌다. 삶의 질이 바닥을 쳤다. 거대해진 몸과 만성피로를 경험하고 '수면의 질'이 곧 '삶의 질'이라는 것을 뼈저리게 느끼게 되었다.

'매슬로의 인간욕구 5단계'에 의하면, 인간의 가장 기초적인 욕구는 숨 쉬는 것, 잘 자는 것, 잘 먹는 것 등 생리적 욕구이다. 또 최고 수준의 욕구는 자기 발전을 이루고 자신의 잠재력을 이끌기 위해 노력하는 자아실현의 욕구이다. 지금까지 나는 자아실현을 위해 고군분투해왔다. 그런데 어느 날 수면 부족이라는 반갑지 않은 손님이 찾아왔다. 기초적인 욕구가 충족되지 않자 일상생활 자체가 힘들어졌다. 자아실현이고 뭐고 푹 자고 일어나서 최상의 컨디션을 회복하는 것 외에는 바라는 게 없어졌다.

"단 하루라도 푹 잘 수 있다면…."

소소하지만 간절한 바람이었다. 생존을 위한 수면의 중요성에 눈이 번쩍 뜨였다.

의사 선생님이 내린 빈손 처방

2021년 KBS1 <생로병사의 비밀>에서는 '블루존의 늙지 않는 비밀'이 방영되었다. 장수 연구 과학자인 댄 뷰트너는 100세 이상 장수하는 사람들이 많이 모여 있는 미국 로마린다, 이탈리아 사르데냐, 그리스 이카리아, 코스타리카 니코야, 일본 오키나와를 '블루존'이라고 이름 붙였다. 블루존 지역 모두 장수 인구는 많았지만 노화로 인한 질병은 없었다. 블루존에 사는 사람들이 건강하게 장수하는 특별한 이유는 무엇일까? 공통된 비결은 바로 '소식'과 '식단'에 있었다.

오키나와 사람들은 '하라하치부'라는 말을 즐겨 쓴다. 하라하치부는 '위의 80%만 먹는다'는 뜻이다. 오키나와 사람들은 '허리띠를 풀기 전에 젓가락을 내려놓는다'는 소식 습관을 철저하게 실천한다. 또 이곳 사람들은 음식을 '목숨 약'이라고 부르며 가장 중요하게 생각한다.

재택근무 후 나는 만성피로와 수면장애로 컨디션이 좋지 않았다. 의사 선생님은 뿌옇게 오염된 나의 흉부 엑스레이 사진을 보여주며 식사량을 줄일 것을 권했다. 식사량 즉 식습관만 개선해도 장 상태는 한결 나아질 것이라고 했다. 장을 깨끗하게 리셋하는 것은 올바른 식습관 만들기에서 출발한다고 했다. 나는 컨디션의 저조로 일상생활이 괴로웠다. 지푸라기라도 잡고 싶은 심정이었다. 식습관을 개선하기로 마음먹었다.

가장 먼저 그동안의 식습관을 돌아보다

먼저, 내가 먹은 음식을 떠올려봤다. 매일 밤 인스턴트, 패스트푸드 음식을 시켜 먹었다. 이렇게 고칼로리, 고지방의 음식을 계속 먹으면 장내 미생물의 균형이 깨지고 장내 염증이 발생한다. 거기에다 또 나는 밀가루, 단맛의 군것질류, 탄산음료를 자주 먹었다. 점심 식사로는 라면, 칼국수 등 밀가루 요리를 먹었다. 오후에는 일하면서 스낵과 함께 캔커피를 습관적으로 섭취했다. 스낵과 캔

커피에 많이 함유된 설탕은 장을 피로하게 하고 유해균의 활동이 활발해져 장내 가스가 차게 된다.

다음으로 그동안의 먹는 방식에 대해 생각해보았다. 나는 매일 아침 6시쯤 일어나 아침 식사를 했다. 급한 일이 없어도 아침은 평소 습관대로 몇 번 씹지 않고 덩어리 상태로 부랴부랴 넘겼다. 이렇게 급하게 먹으면 음식 섭취 중 공기가 함께 넘어가 장내 가스가 증가하고 소화 시간이 오래 걸린다. 아침 식사 후, 오전 10시 반쯤 커피를 마셨다. 도넛 혹은 빵 1조각을 먹었다. 점심은 회의 시간 때문에 못 먹을 때도 있었다. 점심과 저녁 사이에 중간중간 간식을 먹었다. 점심 겸 저녁을 늦은 밤에 한꺼번에 몰아서 먹을 때가 많았다. 밤 9시가 넘어서야 배달된 음식을 먹었다. 돌이켜보니 간식 포함 하루에 적어도 6끼는 먹고 있었다. 위가 쉴 틈이 없었다. 『장 건강하면 심플하게 산다』의 내용을 보면 우리 몸의 모든 기관은 휴식이 필요하다고 했다. 저녁 식사 후 적어도 소화 8시간, 해독 4시간, 총 12시간 공복 상태를 유지해야 한다고 했다. 나는 밤 9시가 넘어 늦은 저녁을 먹고 해독은커녕 소화도 못 한 채 또 6시에 아침을 먹고 있었다.

코로나19 이후 나는 이런 식습관을 계속해왔다. 소화·흡수와 배설이 잘 안 되자 독소가 계속 쌓였다. 과식과 폭식은 체온을 떨어뜨리고 혈액을 탁하게 하며 냉증을 일으킨다. 나는 혈액순환이 안 되어 손발이 늘 붓고 차가웠다. 체중은 10kg이나 늘었다. 밤에 잠을 푹 자지 못했다. 늘 피곤해서 아침에 일어나는 것도 힘들었다. 몸이 천근만근이었다. 아무것도 아닌 일에 감정이 폭발했다. 우울, 불안, 초조, 분노 등 부정적인 감정이 또다시 폭식 욕구를 불러일으켰다. 장내 환경이 약해졌다. 급기야 면역력도 떨어지고 컨디션도 나빠졌다. 이 모든 것의 원인은 내가 먹는 음식과 나쁜 식습관에 있었다.

식습관과 건강 상태는 어떤 관계가 있을까?

2022년 국민건강보험공단은 건강보험 빅데이터를 활용해 2007년부터 2021년까지 '전 국민의 고혈압 유병률'을 분석했다. 유병률이란 어떤 시점에 일정한 지역에서 나타나는 '지역 인구에 대한 환자 수의 비율'을 말한다. 조사에 의하면 고혈압 환자는 2007년 708만 명에서 2021년 1,374만 명으로 1.94배 증가했다. 코로나19가 유행한 2020~2021년에는 고혈압 환자가 연간 52~53만 명 수준으로 늘어나 최근 9년 동안 가장 큰 폭의 증가치를 보였다. 2021년 기준, 20세 이상 성인의 31.3%가 고혈압을 앓고 있는 것으로 드러났다. 코로나19로 식습관이 변해 고혈압 환자가 더 늘었다고 하는 것은 지나친 비약일까?

코로나19가 발생하자 많은 사람들이 자택근무 등으로 집에 있는 시간이 늘어났다. 그러자 자연스럽게 운동량이 부족해지고, 거기에다 배달음식도 많이 먹게 되었다. 염분 섭취가 늘어난 것이다. '소리 없는 악마'로 불리는 고혈압은 뚜렷한 증상이 없지만, 장기간 지속되면 다양한 합병증이 발생할 수 있다. 고혈압과 합병증을 예방하기 위해서는 음식을 싱겁게 먹고 야채를 많이 섭취하는 등 식습관의 변화가 필요하다.

당신이 먹는 것이 곧 당신이다

"오늘 먹는 것이 내일의 내 몸이 된다"라는 말이 있다. 예로부터 많은 사람들이 건강과 음식의 중요성에 대해 강조했다. 일찍이 히포크라테스는 음식으로 고칠 수 없는 병은 의사도 못 고친다고 했다. 자신에게 맞는 음식을 섭취하는 것이 보약 중의 보약이라는 말이다.

"당신이 무엇을 먹었는지 말해달라. 그러면 당신이 어떤 사람인지 알려주겠다." 프랑스의 법학자이자 미식가였던 장 앙텔므 브리

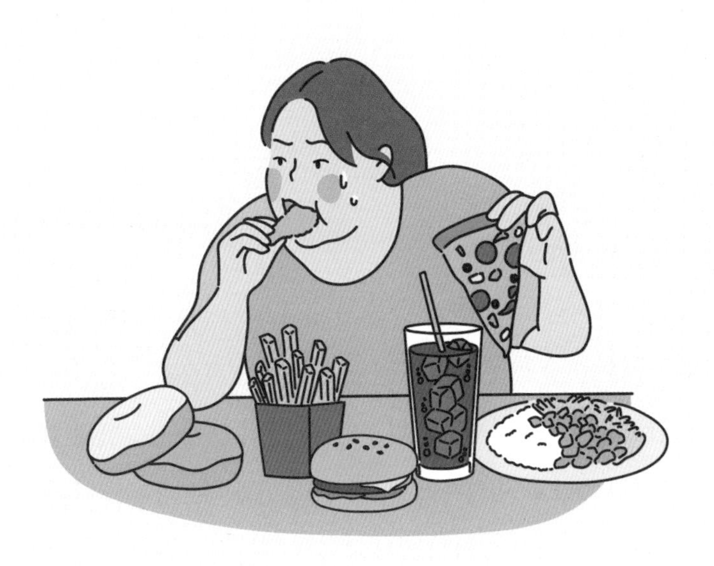

야 사바랭이 책 『미식 예찬』에 쓴 말이다. 또 유명한 건강 컨설턴트 하비 다이아몬드는 그의 저서 『다이어트 불변의 법칙』에서 '음식은 몸을 바꾸고 영혼까지 바꾼다'고 했다. 오늘 하루의 식습관은 10년 후의 건강과 인생의 바로미터이다. 우리가 먹는 것은 몸의 에너지원으로 쓰일 뿐만 아니라 인생을 바꾼다.

식습관이 당신의 운명을 결정한다

18세기 일본 에도시대에 가난한 한 남자가 있었다. 못생겼고 고아였던 그는 10살 때부터 술을 마셨고, 도박과 싸움을 거듭하다 결국 감옥살이까지 하게 되었다. 그는 옥살이 중에 관상학에 관해 공부하게 되었고, 범죄자의 관상이 일반인과 다르다는 사실을 깨달았다. 출옥 후 자신의 운명이 궁금해 관상가를 찾은 그는 '1년 안에 죽을 운명'이라는 충격적인 말을 들었다. 그리고 '운명을 바꾸려면 1년 동안 보리와 콩으로 소식을 하라'는 충고를 들었다. 바로 실천했다. 궁색해 보이던 인상은 1년 후 복스러운 인상으로 바뀌었고 운세까지 좋아지게 되었다. 그가 30세가 넘을 무렵 문하생이 1,000명을 넘을 정도가 되었다.

일본 관상학의 아버지 미즈노 남보쿠의 이야기이다. 그는 매사에 절제하면 부와 장수가 저절로 굴러 들어온다고 강조했다. 그 절제의 1순위가 소식, 즉 적게 먹는 일이라고 했다.

"약간 모자란 듯 먹으면 의사가 필요 없다."

의사 선생님의 너무도 당연하지만 중요한 '빈손' 처방, 식습관의 개선을 적극적으로 실천해보기로 했다.

어느 날, 발레 교실에서 좌절하다

"살을 빼기 위해 가장 먼저 했던 것이 자세교정이에요."

영화배우 K씨는 발레 스트레칭을 5년 이상 했다. 그녀는 발레로 20kg을 감량했을 뿐만 아니라 자세교정 효과도 톡톡히 보았다. 자기관리의 신이라 불리는 뮤지컬 배우 O씨도 몸매 관리를 위해 일주일에 3번 이상 발레 스트레칭을 한다. 요즘 연예인들뿐만 아니라 많은 여성들이 다이어트와 아름다운 몸매를 위해 발레 교실을 찾고 있다.

샤스커트를 입고 발끝까지 우아하게 자세를 잡는 발레는 몸의 균형을 바로잡는 데 매우 좋다. 등을 쭉 펴고 엉덩이에 힘을 주면서 다리를 편 상태에서 모든 동작이 이루어진다. 발레 동작으로 바른 자세뿐만 아니라 슬림하고 탄탄한 바디라인도 만들 수 있다.

또한 발레를 꾸준히 하면 굳어진 관절과 뭉친 근육을 풀 수 있다. 유연성이 부족한 성인 남성에게도 좋다.

발레 교실에서 들은 청천벽력 같은 말

나는 건강검진 후 장 건강을 개선하기 위해 여러 자료를 검색해보았다. 그리고 장 건강은 자세와도 관련이 있다는 것을 알게 되었다. 자세가 바르지 않으면 척추가 비틀어진다. 위 기능이 약하고, 소화가 잘 안 되고, 속이 늘 불편하다고 호소하는 사람을 보면 등이 굽어 있는 경우가 많다.

바로 발레 교실을 찾았다. 일주일에 1번 발레 수업에 참여했다. 엉덩이에 힘을 주고 다리를 꼿꼿하게 펴야 하는 동작이 나에겐 쉽지 않았다. 발레 수업에 계속 참여하고 싶었지만 이건 나의 바람일 뿐이었다.

"엉덩이에 힘을 더 줘요, 더. 그리고 엉덩이를 몸 쪽으로 더 끌어와봐요. 더! 더! 더!"

"이렇게요?"

"아니, 아니, 그게 아니야. 아휴, 회원님은 발레 수업에 나오지 않는 게 좋겠어."

어느 날 많은 사람들 앞에서 '발레 수업에 나오지 말라'는 청천 벽력 같은 소리를 들었다. 강사님은 내가 근육의 움직임에 집중하지 않고 겉모습만 흉내 내고 있다고 했다. 자존심이 상하고 부끄러웠다. 결국, 한 달 만에 발레 교실을 그만두었다. 2주를 끙끙 앓았다. 그 후 내 몸의 문제점을 짚어보기로 했다.

자세와 체형에는 어떤 관계가 있을까?

전신거울 앞에 서서 천천히 나의 몸을 관찰했다. 발레 교실에서 강사님이 주문한 자세는 골반이 앞으로 혹은 뒤로 기울어지지 않고 중간 위치를 유지하는 골반 중립 상태였다. 나의 몸은 골반이 앞쪽으로 기울어진 비대칭 상태였다. 이런 몸의 상태는 허리, 고관절, 무릎, 발의 통증을 유발한다. 평소 오랜 시간 앉아 있거나 하이힐을 신는 여성, 임산부, 출산 후의 여성이 주로 이런 통증을 겪는다. 나는 의자에 앉아 있을 때 허리를 과하게 꺾었다. 또 오랜 시간 앉아 있다 보니 배와 엉덩이 근육이 약해져 있었다. 복부 운동을 해도 복부 수축 자극을 제대로 느끼지 못했다. 목, 어깨, 허리 통증이 심했다.

나는 어려서부터 키가 컸다. 키만 큰 게 아니라 덩치도 컸다. '덩치가 크다', '덩칫값 해라'. 그놈의 지긋지긋한 '덩치'라는 단어는 학창 시절 내내 나를 따라다녔다. 덩치라는 말을 듣는 횟수가 늘어날수록 나는 어깨를 움츠렸다. 어깨를 움츠리면 움츠릴수록 등도 굽었다. 어깨와 목을 바로 펴라는 지적을 귀 따갑게 들어왔다. 성인이 되어서도 하루 반나절 이상 컴퓨터 앞에 앉아서 일했다. 퇴근해서도 스마트폰을 끼고 살았다. 앞으로 길게 뻗은 거북목은 굽은 어깨와 함께 더욱 악화되었다. 직장인의 고질병인 뒤틀린 골반, 거북목, 굽은 어깨를 모두 가지고 있었다. 바로잡아야 할 것이 한둘이 아니었다.

척추는 우리 몸을 지탱해주는 대들보다. 비뚤어진 척추는 만병의 근원이다. 소화가 잘 안 된다. 근육이 수축하고 이완하는 데에 불균형이 생긴다. 체형이 변하면 신진대사에 악영향을 준다. 체내에 불필요한 노폐물이 쌓인다. 노폐물이 쌓이면 목과 어깨의 통증은 물론 만성 두통을 느끼게 된다. 척추를 바로 세워야 내 몸을 지킬 수 있다.

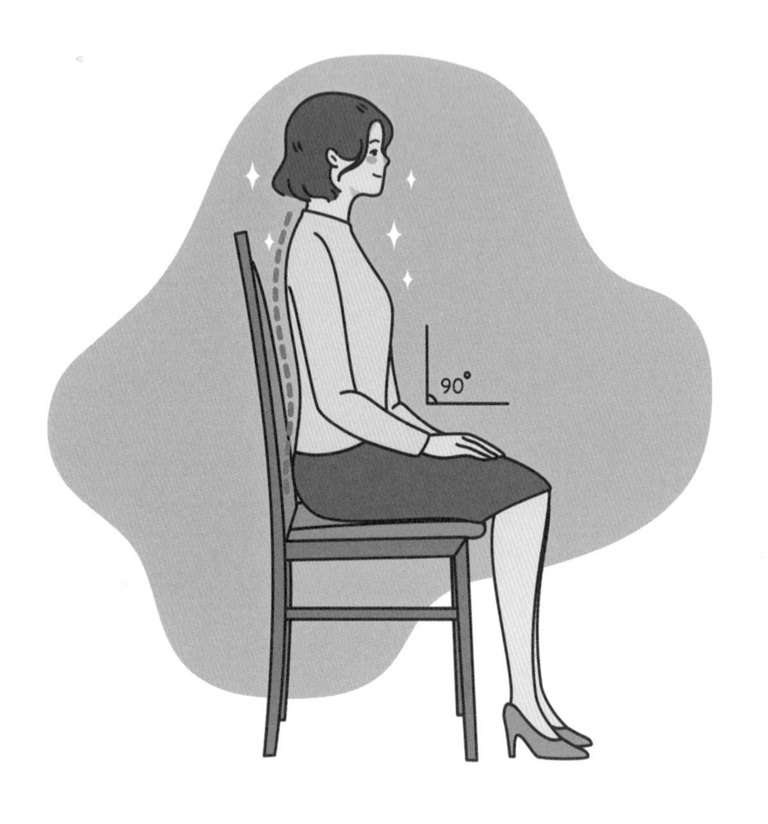

골반이 뒤로 빠지거나
앞으로 나오지 않은
골반 중립 자세!

자세는 삶의 태도에 어떤 영향을 미칠까?

나는 늘 열심 강박증에 시달렸다. 무엇이든 양으로 채우려고 했다. 잘하고자 하는 의욕이 지나쳐 늘 긴장했다. 악기나 운동 등 새로운 것을 배울 때마다 듣는 한결같은 지적이 있었다. '자세가 바르지 않다', '필요 이상으로 몸에 힘이 들어가 있다', '힘의 배분이 잘 안 된다'는 것이었다. 한마디로 몸의 근육과 힘을 잘못 쓰고 있었다. 그때마다 나의 몸은 망가져가고 있었다.

사회심리학자 에이미 커디 교수는 '힘 있는 자세'와 '힘없는 자세'에 대한 실험을 했다. 그는 실험 대상자들에게 2분간 '힘 있는 자세'와 '힘없는 자세'를 취하게 한 후 호르몬 수치를 검사했다. '힘 있는 자세'를 취한 집단의 경우 지배 호르몬인 테스토스테론이 20% 증가했다. 반면 '힘없는 자세'를 취한 집단은 10% 감소했다. 자세가 겨우 2분 동안 달랐을 뿐이다. 물론 한두 번 하는 것만으로 하루아침에 극적인 변화가 일어나지는 않는다. 하지만 강한 자세를 통해 스스로가 강한 사람이라고 느껴보는 일을 계속한다면, 결국 진짜 강한 사람이 될 수 있지 않을까?

자세가
마음을 바꿀 수 있다

나는 발레 교실에서 좌절했다. 그 후 태어나서 처음으로 내 몸을 천천히 그리고 자세하게 관찰했다. 그동안 나는 구부정한 자세를 유지해왔다. 고개는 푹 숙이고 어깨는 축 늘어뜨리고 생활했다. 자세가 구부정해지면 마음이 우울해진다. 그동안 내 마음도 구부정한 상태가 아니었을까? 지금까지 움츠리고 비뚤어진 몸으로 세상을 보아왔다는 것을 알게 되었다. 가슴을 펴고 당당하게 세상을 바라보고 싶어졌다. 이런 마음의 변화는 자세에 대해서 공부하고 개선해나가는 강력한 원동력이 되었다.

우선 바른 자세로 생활하면서 고질적인 통증을 줄이려고 했다. 골반 교정 등 몸의 축이 되는 코어를 바로잡으려고 했다. 가끔 전문가의 조언도 구했다. 관련 서적도 읽기 시작했다. 생활 속에서 간단하지만 매일 할 수 있는 것들은 바로 실천했다. 예를 들면, 바른 자세를 유지하기 위해 꾸준히 스트레칭을 했다. 스트레칭은 단순히 몸풀기에 그치지 않는다. 굳은 근육을 풀고 자세 불균형을 방지한다. 그리고 몸 중심부 코어근육이라 불리는 속근육 위주로 근력 강화 운동을 시작했다. 자세 교정을 지도해준 필라테스 강사님은, 속근육을 자극하면 체형이 예뻐지고 몸의 대사율이 높아져서 체중 감량에 도움이 된다고 했다.

지금 당장 몸을 쭉 늘여보자. 그리고 팔을 V자로 벌려보자. 어떤가? 자세만으로도 자신감이 생김을 느낄 수 있을 것이다. 지금 당장 자세가 바르지 않아도, 자세가 바른 사람처럼 행동하면 실제로 자세가 바른 사람이 된다. 원하는 행동을 하면 원하는 마음도 가질 수 있다.

나는 강한 '자세'로 강한 '마음'을 가지기로 했다.

다이어트와 건강, 한 번에 잡을 수 없을까?

"대체 이게 다 얼마니?"

"음… 50만 원 정도였나…. 글쎄, 기억이 잘 안 나네……."

사회초년생 시절, 가까운 지인이 건강 다이어트 식품 사업을 했다. 나는 200만 원 상당의 다이어트 식품 패키지를 구입했다. 당시 내게 200만 원은 정말 큰돈이었다. 내 몸에 대한 생애 첫 투자였다. 식사 대용 셰이크 가루, 각종 영양제, 단백질 파우더가 택배로 도착했다. 가족들이 토끼 눈을 하고 금액을 물었다. 나는 실제 금액을 차마 입 밖으로 내지 못하고 1/4 정도로 얼버무렸다. 가족들은 나에게 제정신이 아니라고 했다.

회식 날이었다. 고깃집 제일 구석 자리에 앉아 다이어트용 셰이크만 꿀꺽꿀꺽 마셨다. 직장동료들은 독하다고 한마디씩 하면서

'유난 떨고 있다'는 눈빛을 쏘아 보냈다. 텁텁한 셰이크 맛보다 그 눈빛이 견디기 어려웠다. 그래도 꿋꿋하게 버텼고, 결국 45일 후 6kg 정도 감량할 수 있었다. 날씬해지고 예뻐졌다는 칭찬으로 날아갈 듯한 기분도 잠시였다. 두어 달쯤 지나서 보통 식단에 간식을 먹다 보니 요요가 왔다.

그 후 PT 프로그램과 바디 프로필 찍기가 유행했을 때였다. 나는 30회에 150만 원이나 하던 PT 프로그램을 등록했다. "운동할 몸뚱이가 아니야"라는 주위 놀림에도 아랑곳하지 않고 일단 시작했다. 처음 몇 회는 열심히 했다. 바디 프로필 촬영이라는 강력한 동기가 있었기 때문이다. 그러나 시간이 갈수록 PT 받는 전날 밤이나 당일 아침이 되면 일부러 바쁘다는 핑계를 찾았다. 근육을 심하게 자극하는 운동은 나에게 맞지 않았다. 폐활량 부족 등 몸의 피로를 빨리 느꼈다. 그래도 돈이 아까워 꾸역꾸역 하다 보니 체중을 약간은 감량했다. 근육량도 증가했다. 문제는 얼굴 살이 볼품없이 빠졌다는 점이었다. 몸매 역시 바디 프로필을 촬영할 정도는 아니었다. 살이 빠졌음에도 기쁘지 않았다. 건강해진 기분 또한 느낄 수 없었다.

돈 들이지 않고 건강해지면서 날씬해지는 방법은 없을까?

인터넷 뉴스를 보니 우리나라 다이어트 시장의 규모는 10조 원이라고 한다. 나 역시 쪘다, 뺐다를 반복하며 다이어트에 지출한 비용이 수백만 원에 이른다. 치안이 좋지 않은 방글라데시에 살았을 때는 외출이 쉽지 않으니, 돈이 들지 않는 홈트레이닝을 시작했다. 하지만 의지가 부족했던 탓일까? 홈트레이닝도 처음에만 열심히 하다가 결국 꾸준히 하지 못했다.

지금까지 다이어트 식품, PT 프로그램 등 여러 다이어트 방법을 경험했다. 그러나 어떤 방법도 성공적이지 못했다. 나는 재택근무를 하기 전까지는 다이어트가 절실한 사람은 아니었다. 그냥 여타 여성들처럼 지금보다 조금만 더 날씬했으면 하는 막연한 바람이 있을 뿐이었다.

그러나 재택근무를 시작하고 몸무게가 단기간에 10kg이나 증가해버렸다. 장 건강이 나빠졌다. 이번에는 건강해지기 위한 다이어트가 절실해졌다. 돈 들이지 않고 건강해지면서 날씬해지는 방법을 찾고 싶었다.

다이어트,
제대로 이해하는 것이 시작이다

먼저, 내 몸에 관해 제대로 알아보기로 했다. 내가 살이 잘 찌는 체질인지, 신진대사가 원활하지 못한 체질인지, 소화 기능과 평소 식습관은 어떤지 등 '나를 바로 아는 것'이 다이어트의 시작이었다. 나는 만성피로와 수면장애로 건강검진을 받았고, 내 눈으로 뿌연 장내 가스를 확인했다. 장내 가스의 원인은 식습관에 있었다. 이 일을 계기로 식습관을 바꾸는 건강한 다이어트를 해야겠다고 결심했다.

다음으로 다이어트와 건강에 관해 제대로 이해하고자 했다. 사람마다 타고난 체질, 생활습관, 건강 상태, 비만의 유형 그리고 의지가 다르다. 다이어트와 건강에 정답은 없다. 그렇지만 기본적으로 하루 동안 신체의 바이오리듬이 올바로 작동될 때 그 시너지가 커진다. 나는 먹는 방법과 자세가 바르지 않아서 음식 섭취 후 소화가 잘 안 되었다. 이런 경우는 식습관부터 개선해야 한다.

마지막으로 나에게 맞는 방법을 찾고자 했다. 하비 다이아몬드는 『다이어트 불변의 법칙』에서 자신에게 맞는 다이어트법을 알기 위해 47개의 방법을 경험했다고 말한다. 다이어트법과 건강법은 무궁무진하다. 단지 선택과 실행이 있을 뿐이다. 자신에게 맞는 다이어트법과 건강법을 아는 것은 인생의 답을 찾는 것과 같다. 평소 생활습관, 살이 찐 이유, 나에게 맞는 식이요법, 운동 방법에 대한 정답은 모두 자신에게 있기 때문이다.

나에게 맞는 다이어트 방법을 찾기 위한 기준

우선, '즉시성'과 '계속성'이다. 바로 시작할 수 있어야 하고 계속할 수 있어야 한다. "다이어트는 내일부터"라는 말을 자주 듣는다. 내일로, 다음 주로 미루기만 하면 영원히 다이어트를 할 수 없다. 예를 들면, 소식은 당장 오늘 저녁 식사부터 실천할 수 있다. 한 공기 먹던 밥을 반 공기로 줄이면 된다. 또 비 오는 날 혹은 회식 날 등 특정한 환경과 조건 아래서 지속할 수 없는 다이어트는 오래할 수 없다. 특별한 의식을 치르듯이 아니라 밥을 먹듯, 잠을 자듯 생활습관 속에 스며들어야 계속할 수 있다.

다음은 '용이성'과 '경제성'이다. 다이어트는 쉬우면서도 돈이 들지 않아야 한다. 예를 들면 매일 2시간 운동하고, 계단만 이용하고, 믹스커피는 절대 안 먹는 등 일상을 크게 바꿔야 하는 다이어트는 지속할 수 없다. 기상 후 3분 스트레칭, 앉는 자세와 서는 자

건강한 다이어트를 하면서

나는

과거의 나와 재회했다.

세의 변화 등 일상생활 속에서 실천하기 쉬워야 매일 할 수 있다. 다이어트가 일시적 이벤트가 아니라 평생 건강법이 되기 위해서는 비용에 대한 부담이 없어야 한다. 그래야 꾸준히 오랫동안 할 수 있다.

이러한 기준을 가지고 나에게 맞는 방법을 찾았다. 바로 일상생활 속에서 실천할 수 있는 식습관과 생활습관 다이어트이다. 일단 시작하고 나서는 욕심내지 않고 천천히 그리고 꾸준히 실천했다. 결국 나는 1주 1kg씩, 10주 만에 10kg을 감량했다. 예상했던 것보다 훨씬 빨리 원래 체중으로 돌아갔다. 예전보다 훨씬 더 건강해지고 젊어졌다. 그리고 이러한 몸의 변화는 기대하지 않았던 또 하나의 변화를 가져왔다. 바로 내 마음의 변화였다.

1주 1kg 다이어트 습관으로 다이어트와 건강 둘을 잡다

스위스의 작가인 앙리 프레데릭 아미엘은 "건강은 모든 자유 중에서 으뜸가는 것이다"라고 했다. 균형 잡힌 몸매, 투명한 피부. 건강한 사람은 첫눈에 알 수 있다.

내 몸에 대한 정확한 이해로 나에게 맞는 올바른 다이어트를 꾸준히 실천하는 것, 건강과 아름다움을 동시에 잡는 지름길이다. 나에게 '1주 1kg 다이어트 습관'은 단순한 체중 감량법이 아니었다. 내 몸에 대해서 알고 나에게 맞는 방법을 찾아가는 나 자신과의 여행이었다. 건강한 다이어트를 하면서 나는 과거의 나와 재회했다. 또 내가 원하는 미래를 만들어가기 위한 첫걸음을 내디뎠다. 마흔이 넘어 진정으로 인생의 운전석에 앉기로 했다. '1주 1kg 다이어트 습관'으로 다이어트와 건강 둘을 잡았다. 그리고 내 인생의 방향을 잡았다.

이제 건강한 다이어트를 실천하고 새롭게 인생을 시작한 이야기를 할 것이다. 자신에게 맞는 건강관리법과 다이어트법을 실천하면서 '진정한 나'를 찾아가고 싶어 하는 사람들에게 도움이 되었으면 좋겠다.

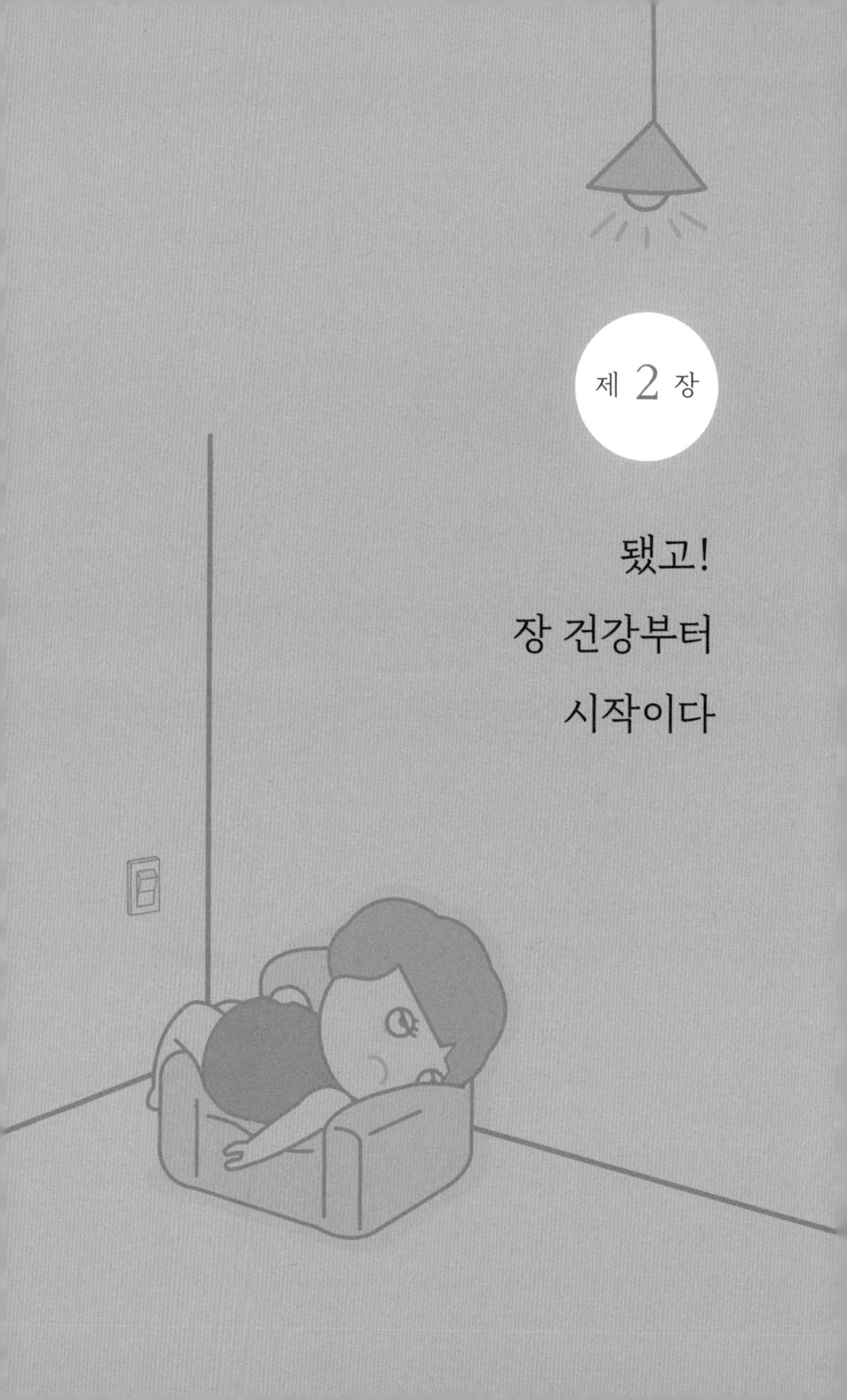

제 2 장

됐고!
장 건강부터
시작이다

1,000만 원을 들여도 살이 빠지지 않는 이유

"내 몸에 '뚱보균'이 많대."

SBS 프로그램 <미운 우리 새끼>에서 가수 H씨와 그녀의 언니가 나눈 대화의 일부이다. 장 속에는 소화를 돕는 세균과 지방을 축적하는 세균이 있다. 지방을 축적하여 비만을 유도하는 유해균을 '뚱보균'이라고 한다. 다이어트 중인 H씨의 언니가 장내 세균 검사를 한 결과, H씨 언니의 뚱보균과 일반균의 비율은 51.9 : 48.1이었다. 검사를 받은 사람 중 뚱보균이 상위 10%에 해당하는 수치였다.

누군가는 소위 물만 먹어도 살이 찐다고 한다. 혹자는 혹독한 다이어트도 소용이 없다고 한다. 1996년 WHO는 비만을 '21세기 신종 감염병'으로 지목하며 장기 치료가 필요한 만성 질환이라고 경고했다. 그 이유는 비만이 단순히 몸무게만 증가하는 데서 끝나는 게 아니라, 몸속 나쁜 염증을 생성해 당뇨병, 고혈압, 관절염, 암 등 각종 심각한 질병의 원인이 되기 때문이다. 국민건강보험공단의 발표에 따르면 2020년 국민건강검진을 받은 성인 1,690만여 명 중 664만여 명(39.3%)이 비만인 것으로 나타났다. 이는 지난 2019년 대비 50만여 명 증가한 수치이다. 이제 우리나라도 성인 인구 10명 중 4명이 비만인 '비만 질병 국가'가 되었다.

내 비만의 원인은 무엇일까?

나는 재택근무를 하면서 체중이 단기간에 10kg이나 증가했고 장이 뿌옇게 오염되었다. 그 후 장내 가스를 제거하기 위해 노력하기 시작했다. 태어나서 처음으로 '장과 장내 세균'에 관해 공부했다. 장에는 장 림프조직이라는 자체 면역계가 있다. 또 우리 몸에 존재하는 면역세포의 70%가 장에 집중되어 있다. 장 건강이 나쁘면 면역세포 기능이 저하된다. 건강한 장의 이상적인 장내 세균 비율은 유익균 85%, 유해균 15%이다. 장 속에 비만을 유도하는 유해균인 '뚱보균'이 많을 경우 에너지 대사가 떨어져 지방으로 축적된다.

따라서 유해균은 비만의 주범이다. 이렇듯 장내 세균 비율과 장내 면역 기능 사이에는 밀접한 관계가 있고, 잘못된 식습관과 생활습관으로 장내 세균 균형이 깨질 수 있다.

똑같이 먹고 똑같이 활동하는데도 유독 나만 살이 찌거나, 다이어트를 해도 살이 잘 빠지지 않는다면 장내 환경을 점검할 필요가 있다. 장내 환경은 장내 세균의 비율을 통해 확인할 수 있다. 가수 H씨의 언니처럼 병원을 방문하여 장내 세균 분석 검사를 하면 장 속에 사는 유해균과 유익균, 중간균의 비율을 정확한 수치로 알 수 있다. 그러나 병원에 가기 힘든 상황이라면 '장내 세균 비율 자가 진단 테스트'를 통해서도 확인할 수 있다.

장내 세균들은 적절한 경쟁을 하며 장내 환경을 일정하게 유지한다. 유해균이 유익균보다 많아지면 살이 찌기 쉬운 체질이 된다. 나는 재택근무를 하면서 인스턴트 식품이나 가공식품을 자주 섭취하여 장내 유해균이 늘었다. 체중 증가와 무기력증, 만성피로, 소화불량에 시달렸다. '장내 세균 비율 자가 진단 테스트' 항목 중 6개 이상이 해당되었다. 3개 이상이면 위험한 상황이었다.

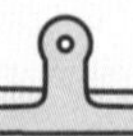

장내 세균 비율 자가 진단 테스트

- ☐ 배가 자주 아프다.
- ☐ 복부 팽만감이 있다.
- ☐ 변을 볼 때 과도한 힘을 주어야 한다.
- ☐ 묽거나 흩어지는 변을 본다.
- ☐ 1주 3일 이상 변을 보지 못한다.
- ☐ 가스가 자주 찬다.
- ☐ 피로나 무력감, 두통이 있다.
- ☐ 불안하거나 긴장하면 장 트러블이 생긴다.
- ☐ 장으로 인한 피부 트러블이 가끔 발생한다.
- ☐ 하루 4회 이상 작은 변을 보는 경우가 있다.

(출처: 대한소화기학회 학회지)

장내 세균과 비만은 어떤 관계가 있을까?

장내 세균과 비만에 관한 세계적인 연구 결과를 살펴보자. 2006년 미국 워싱턴대학교 제프리 고든 박사가 '무균 쥐 실험'을 실시했다. 고든 박사는 무균 쥐에게 뚱뚱한 쥐와 마른 쥐의 대변을 각각 주입해 관찰했다. 같은 양의 먹이를 먹여도 비만인 쥐의 대변이 주입된 쥐의 체중은 늘고 마른 쥐의 대변이 주입된 쥐의 체중은 줄었다.

2009년 국제 학술지 <미국 임상영양학 저널>에서는 체질량지수(BMI)가 26 이상인 과체중자들을 대상으로 '프리바이오틱스의 다이어트 효과'를 실험했다. 프리바이오틱스는 유익균의 먹이가 되는 물질이다. 비만 성인을 두 그룹으로 나눠 12주 동안 한쪽 그룹에만 프리바이오틱스를 제공했다. 결과는 어떻게 나왔을까? 프리바이오틱스를 섭취한 그룹은 체중이 감소했지만, 반면에 섭취하지 않은 그룹은 오히려 체중이 증가했다.

두 연구를 통해 장내 미생물 환경이 비만에 영향을 준다는 것을 알 수 있다. 장 속 비만세균이 많을수록 살이 쉽게 찐다.

장이 건강하지 않으면 1,000만 원도 소용없다

비만 치료 특화 의료기관 365mc에서는 2017년 신규고객들을 대상으로 다이어트 경험에 대한 설문조사를 했다. 10명 중 9명은 다이어트에 비용을 지출한 경험이 있었다. 다이어트에 사용한 1년 평균 비용은 대체로 120만 원 미만(43.8%)과 600만 원 미만(38.2%)이었다. 많게는 1,200만 원 미만(5.0%)을 지출한다는 응답자도 있었고, 2,400만 원 미만(0.6%)도 있었다. 비용에 대한 효과를 묻는 질문에는 '잘 모르겠다'가 45.5%로 가장 큰 비중을 차지했다. 효과를 본 고객과 효과를 보지 못한 고객은 각각 35.4%와 19.1%로 나타났다.

다이어트는 많은 이들의 영원한 숙제이자 염원이다. 간헐적 단식, 몸속 노폐물을 빼주는 디톡스 다이어트, 채소와 커피 등을 위주로 저열량을 섭취하는 덴마크 다이어트, 탄수화물을 줄이고 단백질 섭취를 늘리는 저탄고지 다이어트, 약물 다이어트 등 다이어트 방법은 셀 수 없을 정도이다. 많은 사람들이 매년 수십만 원에서 수천만 원에 이르기까지 체중 감량을 위해 지갑을 열고 있다. 그러나 결과가 모두 만족스러운 것은 아니다. 일시적으로 체중 감량에 성공했지만, 다시 살이 쪄서 원래의 상태로 돌아가거나 오히

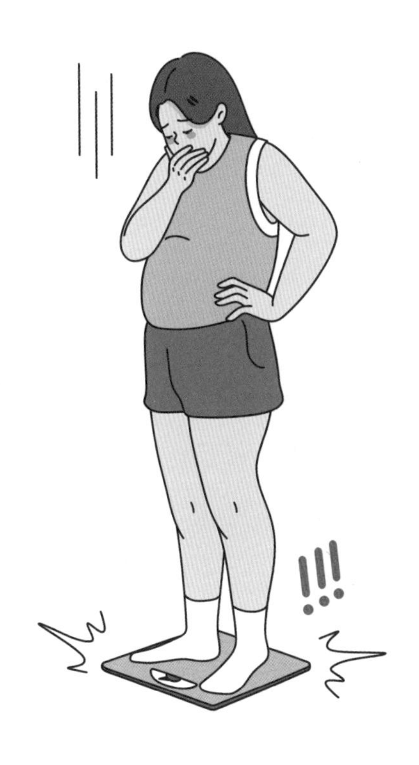

장 건강을 회복하면
살은 저절로 빠진다.

려 더 찌는 경우도 있다. 왜일까? 그 방법이 임시방편이기 때문이다. 살이 찌는 근본 원인을 찾지 않고 비싼 돈 들여 다이어트를 한들 일시적으로 부기가 빠질 뿐이다.

의학의 아버지 히포크라테스는 '모든 질병은 장에서 시작된다'고 했다. 장은 음식물을 소화하고 노폐물을 배출하는 우리 몸의 중요한 기관이다. 따라서 장 관리는 건강을 지키는 밑거름이 된다. 장내 독소가 많이 쌓이게 되면 유해균이 증가하여 소화가 느려진다. 그 결과 음식물이 부패하여 살이 잘 찌는 체질로 바뀌게 된다. 장내 환경을 개선하지 않고 무작정 체중 감량만 하면 요요 현상이 찾아오기 쉽다. 나는 10주에 걸쳐 식습관과 생활습관을 개선하면서 10kg을 감량했다. 그리고 장 건강을 회복했다. 장내 유익균을 늘리면서 건강하고 날씬한 몸을 만드는 방법은 3장과 4장에서 자세하게 소개할 것이다.

장 건강을 회복하면 살은 저절로 빠진다.

장은 행복을 만드는 제2의 뇌다

“이기고 싶다면 몸을 먼저 만들어라.”

드라마 <미생>에서 기억에 남는 대사이다. 체력이 곧 정신력이고, 몸과 마음은 떨어져 있지 않으니, 마음을 다스리기 위해서는 몸부터 제대로 관리해야 한다는 말이다. 정말 몸과 마음은 연결되어 있는 것일까?

‘사촌이 땅을 사면 배가 아프다’라는 속담이 있다. 질투심을 느끼면 우리 몸은 뇌에 신호를 보내 스트레스 물질인 코르티솔을 분비한다. 이 물질이 장 신경을 따라 장에 전달되고, 이로 인해 결국 배가 아프게 되는 것이다. 장과 뇌가 적극적으로 소통이라도 하는 것일까? 미국 신경생리학자 마이클 거숀 교수는 장과 뇌 사이에는 연결축이 있어 서로 영향을 미친다고 하는 ‘장-뇌 연결축’ 이론을 소개했다. 그는 장을 '제2의 뇌'라 명명했다.

『장내 유익균을 살리면 면역력이 5배 높아진다』에 소개된 심리적 스트레스와 장내 세균과의 관계를 나타내는 2가지 조사를 살펴보자. 1976년 나사(NASA)는 유인 과학실험 탐사기에 탑승했던 우주비행사들과 장내 세균의 관계를 조사했다. 그 결과 우주비행사들이 극도의 불안과 긴장에 노출되었을 때 장내 유해균이 급격히 증가했다. 일본에서는 1995년 한신·아와지 대지진 전후 사람들의 장내 세균총 변화를 조사했다. 그 결과 지진 후 사람들의 대변 속에 유해균이 눈에 띄게 증가했다.

여전히 세계 곳곳에서는 뇌와 장내 미생물에 대한 연구가 계속되고 있다. 세로토닌은 우리 뇌에서 분비되는 신경전달물질이며, 우울감을 완화하고 행복을 느끼게 해주는 역할을 한다. 2015년 미국 칼텍 연구진에 따르면 '장내 무균' 쥐는 세로토닌 생성이 줄어들었다. 그리고 특정 미생물을 무균 쥐의 장에 주입하니 세로토닌 분비가 다시 늘어났다.

2019년 일본 국립장수의료연구센터는 '장내 미생물과 치매의 연관성'을 연구했다. 건망증으로 진료받은 남녀 128명을 대상으로 대변 속 세균의 DNA와 장내 세균총의 구성을 분석한 결과 치매 환자의 장은 박테로이데스라는 균이 정상 환자보다 현저히 적었다. 박테로이데스는 독성물질을 분해하는 유익균이다.

2019년 벨기에 루벤가톨릭대학교 레가의학연구소 연구팀은 1,054명을 대상으로 임상 실험을 했다. 그 결과 우울증 환자에겐 염증성 장 질환인 크론병을 일으키는 세균과 신경 활동을 억제하는 뇌 속 물질인 가바(GABA)를 만드는 세균이 많았다. 또 그들에게는 염증을 치료하거나 도파민을 생산하는 세균이 없었다.

행복 호르몬인 세로토닌은 다이어트, 건강과도 관계가 있을까?

장에는 5억 개 이상의 뉴런이 분포한다. 장과 뇌는 신경전달물질을 통해 상호 작용하고 있다. 어떤 신경전달물질은 뇌가 아니라 장내 미생물에 의해 만들어진다. 행복을 느끼게 하는 신경전달물질인 세로토닌의 경우 90% 이상이 장내 미생물에 의해 만들어진다.

일본에서 살 때, 매일 아침 전철역에서 마주치던 한 여성이 있었다. 언뜻 봐서는 별로 꾸민 것 같지 않았다. 하지만 그녀는 윤기 나는 머릿결과 투명한 피부로 언제나 빛났다. 입가에는 늘 미소를 머금고 있었다. 예쁘고 날씬한데 행복해 보이기까지 했다. 나는 인터넷을 뒤져서 좋다는 화장품을 다 써봤다. 그런데 내 피부는 여전히 푸석푸석했다. 큰마음 먹고 다이어트를 시작했지만 밀려오는 식욕 때문에 결국 폭식을 했다. 나도 그녀처럼 되고 싶었다. 다 가진 것처럼 보이는 그녀의 비밀은 무엇이었을까?

그 비밀의 열쇠는 세로토닌에 있었다. 행복 호르몬이자 다이어트 호르몬인 세로토닌은 미용과 다이어트에 중요한 역할을 한다. 세로토닌이 많이 분비되면 감정을 조절하는 뇌의 시상하부가 활발해진다. 그러면 아름답고 행복해질 수 있다. 시상하부는 여성호르몬인 에스트로겐의 분비도 담당한다. 에스트로겐은 촉촉한 피부와 윤기 나는 머릿결을 만들어준다. 세로토닌이 많이 분비되면 더욱 젊어지고 아름다워진다.

또한 세로토닌은 감정에도 많은 영향을 끼친다. 세로토닌이 부족하면 초조하거나 불안한 감정을 자주 느낀다. 나는 기분이 울적할 때면 빵과 달콤한 디저트 등의 탄수화물이 먹고 싶어졌다. 그리고 폭식을 했다. 일시적으로 행복감을 느꼈다. 당분 섭취로 세로토닌 수치가 높아졌기 때문이다.

내가 불면증으로 한창 힘들어할 때였다. 의사 선생님은 잠들기 전에는 핸드폰을 사용하지 말라고 했다. 세로토닌은 수면과도 관련이 있다. 밤에 잠을 푹 자기 위해서는 멜라토닌이 잘 분비되어야 한다. 세로토닌은 밤에 분비되는 멜라토닌의 원료이다. 낮에 세로토닌이 많이 분비되어야 밤에 멜라토닌이 잘 분비된다.

세로토닌이 원활하게 분비되면 다이어트에도 효과가 있다. 자

장이 건강해져야

마음도 건강해지지!

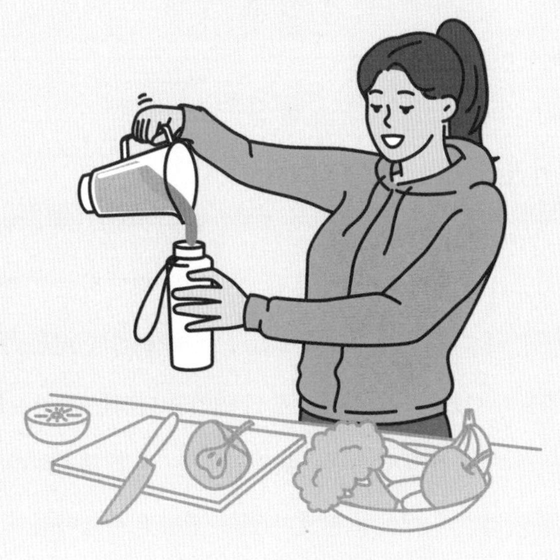

는 사이에는 세포가 재생된다. 숙면을 취하면 성장호르몬이 잘 분비된다. 그렇게 우리 몸은 더욱 아름답고 건강해진다. 반대로 숙면을 취하지 못하면 다음 날 극심한 피로를 느낀다. 피로가 계속되면 면역력이 저하된다. 면역력이 저하하면 체지방 감소가 원활하지 못해 살이 찌는 원인이 된다.

감정과 기분을 결정하는 물질은 장에서 만들어진다

나는 지금까지 장은 그저 소화와 배설만을 담당하는 기관이라고 생각했다. 장은 다이어트와 행복감에 영향을 주는 세로토닌의 생성에 중요한 역할을 한다. 우리 몸의 면역을 담당하는 컨트롤 타워이기도 하다. 건강하게 아름다워지고 싶은 사람, 행복해지고 싶은 사람은 장 건강에 주목할 필요가 있다. 건강과 아름다움의 비결은 장 건강에 있기 때문이다. 단순히 체중 감량만을 목적으로 하는 다이어트 식품, 약물, 시술은 부작용을 초래한다. 장 건강은 균형 잡힌 식생활과 규칙적인 생활습관으로 관리할 수 있다.

몸과 마음은 결국 하나다

한의학에는 '심신일여'라는 말이 있다. 몸과 마음은 하나라는 뜻이다. 우리는 일상생활에서 종종 몸과 마음이 연결된 것을 느낄 수 있다. 고등학교 동창은 부부싸움을 하고 나서 달콤한 음식을 먹으면 왠지 마음이 풀린다고 한다. 회사 동료는 스트레스가 쌓이면 장에 탈이 난다고 한다. 수험생인 조카는 시험을 앞두고 변을 못 본다는 말을 자주 한다.

또 한의학에서는 '희노우사비공경', 즉 기쁨, 분노, 걱정, 생각, 슬픔, 두려움, 놀람이라는 7가지 감정 모두 스트레스가 될 수 있다고 한다. 감정 과잉 상태가 되면 몸에도 증상이 나타날 수 있다. 나는 걱정이 많으면 잠을 못 잤다. 화가 나면 혈압이 올랐다. 고민을 많이 하다 보면 소화불량 증세가 생겼다. 긴장하면 뒷골이 당기고 어깨가 뻐근해졌다. 심할 때는 탈모나 생리불순이 생기기도 했다.

장이 건강해지면 몸이 건강해진다. 몸이 건강해지면 마음도 건강해진다. 마음이 건강해지면 생각도 달라진다. 장의 건강으로 몸의 건강, 마음의 건강, 생각의 건강까지 누릴 수 있다. 장 건강을 통한 다이어트 습관을 실천하면서 평생 아름답고 행복해지자.

장은 행복을 만드는 '제2의 뇌'이다.

몸속 쓰레기를 청소하지 않으면 생기는 일

"클레오파트라의 코가 조금만 낮았어도 세계의 역사는 달라졌을 것이다."

프랑스 철학자 파스칼이 남긴 유명한 말이다. 고대 이집트의 여왕 클레오파트라는 아름답기로 유명하다. 그녀의 미모 비결은 무엇일까? 포도주 세안과 진흙팩과 우유 목욕을 자주 했다거나, 식물성 오일로 만든 화장품을 애용했다는 등 많은 이야기가 있다. 그런데 클레오파트라 연구가인 에스테레 엘런에 의하면 그녀는 콩과 식물인 센나의 잎을 정기적으로 복용하고 대장을 항상 깨끗이 청소하여 아름다운 피부를 유지할 수 있었다고 한다. 대장 청소와 아름다움 사이에는 어떤 관계가 있는 것일까?

잘못된 식습관이 변비를 부른다

피로가 생기는 원인은 무엇일까? 대장에 쌓인 노폐물 때문이다. '배에 가스가 차기 시작한다', '어깨가 결리고 눈이 뻑뻑해진다', '아침에 눈 뜨기 힘들다', '몸이 천근만근 무겁다', '잠을 자고 나서도 개운하지 않다' 등, 이런 증상이 6개월간 지속되면 '만성피로'이다. 우리 몸이 활동하면서 만드는 체내 노폐물은 제때 제거되지 않으면 부패한다. 이는 결국 만성피로의 원인이 된다. 발암 물질을 생성하기도 한다.

그럼 노폐물이 생성되는 원인은 무엇일까? 바쁜 현대인들은 간편식을 먹거나 외식을 자주 한다. 고지방 식품, 가공식품을 시도 때도 없이 섭취한다. 이러한 식생활은 장내 유해균을 늘리고 노폐물을 생성하게 만든다. 원활한 배변 활동에도 지장을 준다. 잘못된 식습관으로 대장 속 변이 제때 배출되지 못하면 변은 대장 속에서 오래 정체하며 발효와 부패를 반복한다. 대장 점막 상태는 점점 악화한다.

변이 장내에 쌓이면 장 마비가 일어난다. 이것이 바로 변비이다. 변비 독소가 장벽을 통해 체내에 흡수되면 염증 등이 생긴다. 배설되지 못한 변은 온갖 기생충과 병균의 서식지가 되어 대장의 소화·흡수 작용을 방해한다. 칙칙한 얼굴과 잡티, 기미, 잔주름, 여드름 등 피부 문제도 일으킨다.

대장 노폐물은 만병의 근원이다

재택근무를 시작한 후, 아침마다 얼굴이 퉁퉁 부었다. 늘 몸이 무겁고 피곤했다. 아침과 저녁의 체중이 1kg 넘게 차이가 났다. 장 건강에 문제가 생기면 혈액순환에 문제가 생긴다. 혈액순환에 문제가 생기면 대사가 나빠진다. 대사가 나빠지면 수분이 과다 축적되어 부종이 생긴다. 또 혈액순환에 문제가 생기면 몸이 차가워진다. 냉증이 심해지면 노폐물과 변이 체외로 원활하게 배출되지 못한다. 이런 상황이 계속되면 살이 찌기 쉬운 체질이 된다.

다음으로 어깨가 심하게 결리고 뭉쳤다. 어깨가 잘 뭉치면 혈액순환과 대사순환이 잘 안 된다. 장이 나쁘면 우리 몸에 필요한 영양소를 제대로 흡수하지 못해 독소가 몸 곳곳으로 퍼진다. 식습관과 생활습관을 통해 장 건강이 회복되자 신기하게도 어깨 통증이 없어졌다.

그리고 기미도 심해졌다. 나는 지금까지 자외선이 기미의 원인이라고 알고 있었다. 그런데 재택근무를 시작하고 외출을 거의 하지 않았음에도, 언제부터인가 눈 밑에 거뭇거뭇하게 기미가 보이기 시작했다. 내 기미의 원인은 스트레스였던 것이다. 얼굴에는 장의 상태가 그대로 나타난다. 장 노폐물이 제대로 배출되지 않아서 독소가 피부로 흘러가면 각종 피부 문제를 일으킬 수 있다.

장이 건강하지 않을 때 우리 몸은 어떤 신호를 보낼까?

다음에 나오는 리스트 항목 중 2~3개 이상 해당하면 장 해독이 필요하다. 독소는 장과 밀접한 관련이 있다. 장은 음식물의 분해, 흡수, 배출이 일어나는 장소이다. 장이 건강하면 소화와 해독 작용이 순조로워 몸속 노폐물을 잘 배출한다. 반면 장 건강이 안 좋으면 음식물을 잘 분해하지 못한다. 체내 노폐물이 늘어난다.

노폐물에서 배출된 독소들은 혈관, 림프, 전신으로 퍼진다. 변비, 설사, 소화불량, 두통, 어깨 결림, 불면증, 대사 증후군, 피부질환 등은 몸에 독소가 쌓였다는 증거이다. 평소 면역력이 좋지 못해서 잔병치레를 많이 겪는 사람들은 몸속 노폐물을 배출하고 몸의 기능을 정상적으로 회복해야 한다. 이것이 바로 장 디톡스다.

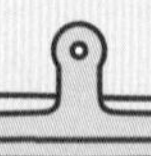

우리 몸이 보내는 신호들

- ☐ 배변이 불규칙적이다.
- ☐ 두통이 쉽게 일어난다.
- ☐ 스트레스가 많다고 느낀다.
- ☐ 감기에 잘 걸린다.
- ☐ 피로가 쌓여 있다.
- ☐ 방귀 냄새가 심하다.
- ☐ 몸이나 얼굴에 뾰루지 등이 잘 생긴다.
- ☐ 피부에 탄력이 없고 피부색도 칙칙하다.
- ☐ 잠잘 때 뒤척거리고 개운하지가 않다.
- ☐ 다이어트를 아무리 해도 체중 감량이 되지 않는다.

그래서
몸 청소를 시작했다

옛날에는 영양 부족에 의한 병이 많았다. 그런데 요즘은 너무 잘 먹어서 병이 난다. 영양을 과다하게 섭취하면 노폐물의 양도 많아진다. 대청소의 기본은 정리다. 정리의 기본은 '비우는 것'이다. 장시간 배 속에 아무것도 넣지 않으면 장은 활발히 활동하면서 배출하는 능력을 높일 수 있다. 몸 청소는 몸속 노폐물을 없애는 것부터 시작해야 한다. 몸 청소의 기본은 정체된 변을 배출함으로써 장에 있는 독소와 유해균을 없애는 것이다.

미국 단식 요법 학자인 허버트 쉘튼 박사는 '단식하면 피부가 젊어지고 윤기가 난다'고 했다. 나는 몸 청소의 첫 단계로 단식을 시작했다. 단식을 통해 몸이 점점 살아나는 것을 느꼈다. 장내 노폐물이 없어지자 뇌가 맑아졌다. 시력이 좋아졌다. 몸이 가벼워지고 만성피로가 없어졌다. 또한 피부가 윤이 나고 깨끗해졌다. 얼굴의 기미가 옅어졌다. 몸이 유연해지자 감각들이 서서히 깨어났다. 후각과 미각이 살아났다. 단식 후 가벼운 한 끼는 고급 한정식보다, 유명 맛집의 시그니처 메뉴보다 훨씬 맛있었다.

클레오파트라처럼 아름다워지고 싶은가? 대장 청소부터 시작하자. 깨끗한 장이 미인을 만든다.

수족냉증은 여성 건강의 적신호

"손이 시려워, 꽁! 발이 시려워, 꽁! 겨울바람 때문에, 꽁꽁꽁!"

나는 겨울이 좋았다. 초등학교 시절 차가운 바람이 불 때면 친구들과 동요 <겨울바람>을 부르면서 하교했다. 친구들과 함께 하얀 김이 모락모락 나는 호빵을 호호 불어 먹는 것도 즐거웠다.

"왜 이리 손이 차요?"

하지만 성인이 되어서는 상황이 달라졌다. 겨울엔 누군가와 악수하는 것도 두려웠다. 얼음장같이 차가운 내 손 때문이었다. 양말을 신지 않고는 잠을 잘 수 없었다. 여름에도 에어컨의 냉기 때문에 양말을 신거나 긴 소매의 옷을 입어야 했다. 손발뿐만 아니라 배도 찼다. 충전식 온열 장갑과 발열 깔창, 온열 키보드 패드 등 수족냉증이 심한 사람들을 위한 아이템을 발견할 때마다 샀다.

기온이 낮을 때 손과 발이 차가워지는 것은 자연스러운 일이다. 그런데 나처럼 유독 손발이 차고 추위에 민감한 사람들이 있다. 따뜻한 봄이나 한여름에도 일상생활에 불편함을 느낄 만큼 손발 시림을 호소하는 증상을 수족냉증이라고 한다. 재택근무를 한 뒤 살이 많이 쪘고 수족냉증이 심해졌다. 주변 사람들은 몸속 순환이 잘 안 되는 것 같다며 한약 복용을 권유했다. 한의원을 검색하던 중 수족냉증과 소화기관은 관계가 있다는 내용의 글을 읽게 되었다. 장과 손발은 서로 멀리 떨어져 있는데, 둘 사이에 무슨 관계가 있다는 것인지 궁금해졌다.

한의학에 따르면 수족냉증은 비증의 한 형태다. 비증이란 '막혀서 잘 통하지 않는 병증'이라는 뜻이다. 한의학에서는 비주사말이라고 해서 소화기가 체질적으로 약한 경우에 특히 손발이 차가워질 수 있다고 했다. 운동을 통해 손발을 움직여주면 소화기도 좋아질 수 있다. 반대로 소화기의 흡수 효율성이 떨어지면 기초 열량 공급이 줄어든다. 몸은 에너지 발산을 자제하기 위해서 손발에 있는 말초혈관을 수축시킨다. 결국 손과 발이 차가워지게 된다. 수족냉증 환자들이 만성 장염, 만성 변비, 만성 설사와 같은 소화기 장애를 함께 호소하는 것은 바로 이런 이유에서다.

수족냉증과 건강은 어떤 관련이 있을까?

수족냉증의 원인은 무엇일까? 가장 큰 원인은 몸속 혈액순환이 원활하지 않기 때문이다. 대개 추위나 정신적 스트레스 같은 외부 자극이 있으면 혈관이 수축한다. 그 결과 손이나 발과 같은 말초혈관 부위의 혈액 공급이 감소한다. 그리고 우리 몸은 항상 중심 체온을 유지하려고 한다. 위장은 몸의 가운데 있다. 소화가 불편하다는 것은 몸의 중간이 막힌 것이다. 그러면 혈액이 온몸을 제대로 순환하지 못하고 머무르게 되고, 심장에서 가장 먼 손과 발은 차가워진다.

그렇다면 수족냉증과 장은 어떤 관계가 있을까? 2016년 유럽 PMC 학회지에 '수족냉증과 소화불량 증상의 연관성'에 대한 내용이 소개되었다. 연구진은 6,044명의 대상자를 모집하여 수족냉증 그룹과 비수족냉증 그룹으로 나눈 후 소화 상태를 비교했다. 조사 결과 수족냉증 그룹이 비수족냉증 그룹보다 소화불량, 식욕부진, 상복부 불편, 멀미, 식후 포만감, 메스꺼움 및 팽만감 같은 증상의 빈도가 더 높았다.

2018년 대한한의학회지는 여성 수족냉증 환자의 임상 특성에 관한 연구 결과를 발표했다. 수족냉증이 있는 134명의 여성 환자를 대상으로 설문조사를 한 결과, 소화 상태가 안 좋은 환자에게서 수족냉증이 더 잘 나타났다. 사상체질의학회지에 실린 '사상체질에 따른 수부, 족부, 복부의 냉증' 연구에 따르면 위 기능이 약하고 찬 음식을 흡수하기 쉬운 소음인이 다른 그룹에 비해 손발이 차가웠다. 즉 소화기 계통이 약할수록 수족냉증이 나타날 가능성이 컸다.

체온이 높은 사람은 장내가 유익균이 잘 살 수 있는 따뜻한 환경이므로 매일매일 황금변을 본다. 반대로 체온이 낮은 사람은 효소가 원활하게 나오지 않고 변비가 잘 생긴다. 소화되지 않은 음식물은 장에서 흡수하기 어렵고, 이는 결국 유해균이 잘 살 수 있는 조건이 된다.

우리가 즐겨 먹는 요구르트로 유명한 유산균의 아버지 메치니코프 박사는 노화의 원인이 바로 '자가중독'이라고 했다. 자가중독이란 변비 등으로 장에 독소가 쌓임으로써 여러 신체 증상이 나타나는 것을 말한다. 젊음을 유지하려면 장내의 나쁜 균을 줄이고 좋은 균을 늘림으로써 변비를 예방하는 것이 중요하다.

수족냉증과 다이어트 사이에는 어떤 관계가 있을까?

일본의 한 아나운서는 아무리 바빠도 매일 반신욕을 한다. 그녀는 반신욕을 시작하고부터 피부미인으로 소문날 만큼 피부가 좋아졌다. 잔병치레가 없는 체질로 바뀌었다. 원래 잘 붓는 체질이었으나, 반신욕을 하면서 몸의 부기가 없어졌다. 단기간에 7kg이나 줄었다. 체온을 1℃ 올리면 면역력이 5배 올라간다는 것은 널리 알려진 사실이다. 반신욕을 하면 혈액순환과 대사 활동이 활발해지면서 다이어트 효과를 볼 수 있다.

그런데 몸 전체를 데우는 전신욕이 아니라 하반신만 물에 담그는 반신욕이 유행하는 이유가 무엇일까? 반신욕은 체온과 혈액순환의 흐름이 따뜻한 곳에서 찬 곳으로 가는 원리를 이용한 것이다. 따뜻한 물에 몸을 반만 담그고 밑의 따뜻한 기운이 위로 흐르게 함으로써 전체적으로 혈액순환 흐름을 좋게 하는 것이다. 나는 반신욕을 하고 나서 푹 잘 수 있었다. 혈액순환이 좋아진 탓인지 쾌변도 할 수 있었다.

지인은 출산 후 변비와 냉증을 앓고 있었고, 좀처럼 줄어들지 않는 체중 때문에 고민이었다. 그러다 우연히 인터넷에 소개된 '생강 계피차'를 보고 꾸준히 마셨다고 한다. 그러자 놀라운 효과가

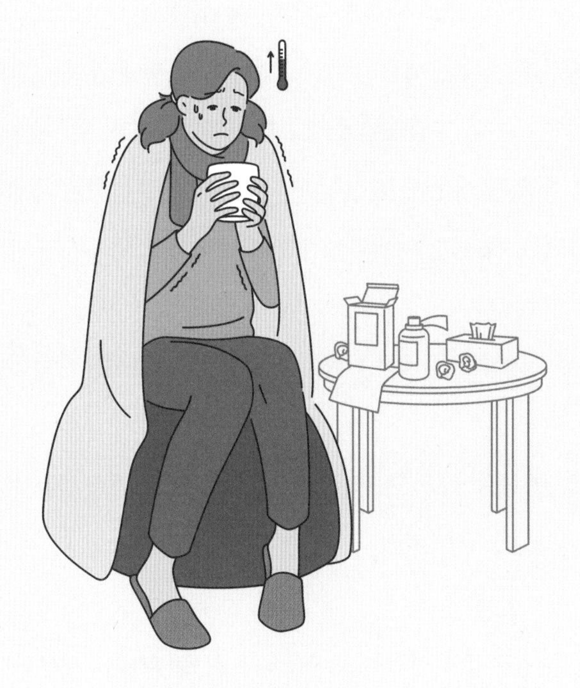

소화기가 약하면
손발이 차가워질 수 있다.
손발이 따뜻하면
날씬하면서 아름다워질 수 있다.

있었다. 예전에는 아침에 일어나면 손끝이 저리거나 관절이 욱신거리면서 아팠다. 그런데 생강 계피차를 마시고 나서 냉증이 개선되고 몸이 따뜻해졌다. 변을 규칙적으로 보게 되었고, 신진대사가 활발해져 자연스럽게 체중 감량을 할 수 있었다.

생강과 계피는 체온을 올리고 신진대사 활동을 촉진한다. 혈액을 증가시키고 혈액순환을 돕는다. 체온이 올라가면 온몸의 장기 활동이 활발해진다. 신진대사가 촉진되면 소변이나 대변이 쉽게 배설된다. 즉 생강과 계피로 변비를 개선하고 체중까지 감량할 수 있는 것이다.

열을 발생시키는 장은 우리 몸의 보일러다

평생 자연건강을 연구한 프랑스의 르워프 박사는 '열은 최고의 묘약'이라고 말했다. 음식을 먹는 일은 때가 되고 배가 고파서 하는 단순한 행위가 아니다. 음식 섭취는 체온과 밀접한 관계가 있다. 체온이 올라가면 몸속의 염증이 사라지고 만성 질환도 치료할 수 있다. 소화와 흡수를 위한 장의 운동과 음식의 발효 과정에서 체내에 열이 발생한다. 장에서 발생하는 열을 온몸으로 전달할 수 있어야 손과 발뿐만 아니라 전신의 혈액순환이 가능해진다.

'인간삼락'은 인간이 누리는 3가지 즐거움을 말한다. 노자는 삼락을 '쾌식, 쾌변, 쾌면'이라고 했다. 잘 먹고, 잘 싸고, 잘 자는 '삼쾌'는 정상체온 아래서만 가능하다. 몸 전체 면역 기능의 절반 이상이 장 세포에서 이루어진다. 만성 질환을 앓고 있는 사람들은 하복부가 차다. 면역력도 약해서 추위와 배고픔에 약하다. 체온이 1℃만 떨어져도 면역력이 30%로 저하된다. 체온을 잘 유지하면 신진대사 기능이 좋아지고 삼쾌를 실천할 수 있다.

손발이 따뜻하면 날씬하면서 아름다워질 수 있다.

1주 1kg 다이어트를 위한 우아한 배변력

“제 아내는 매일 변 검사를 해요.”

채널A 프로그램 <나는 몸신이다>에 개그맨 L씨와 그의 아내가 출연했다. L씨는 한의사인 아내가 매일 자신의 변을 검사한다며, 그가 대변을 본 후엔 아내가 변기의 물을 못 내리게 한다고 고백해 스튜디오를 초토화시켰다.

조선시대 궁궐에서는 임금이나 왕족의 병을 치료하는 사람인 어의가 왕의 변기인 ‘매화틀’에서 왕의 대변 색깔, 모양, 냄새 등을 확인했다. 일본의 의학박사 츠루미 다카후미도 변이 건강 상태를 판단하는 데 최적이라고 설명한다.

대변은 죽은 장내 세포나 음식물의 가스로 이루어져 있다. 대변의 양, 형태, 색, 냄새를 관찰하면 장의 건강 상태를 추측할 수 있다. 장이 건강한 사람의 대변 색은 황색 혹은 황갈색이다. 그 형태와 양은 바나나 모양의 1~2덩이 정도이다. 악취가 나지 않는 적당하고 자연스러운 냄새이다. 이렇게 대변을 체크하여 대장의 이상을 간접적으로 알 수 있다. 자신의 대변을 주의 깊게 살펴보는 습관을 가지면 어떨까?

배변의 가장 큰 역할은 무엇일까?

우리는 변을 통해 노폐물을 배출한다. 노폐물이 생기는 이유는 무엇일까? 식품첨가물, 잔류 농약, 오염 물질 등 음식 속의 유해 성분과 체내에서 발생하는 독소 때문이다. 몸을 건강하게 유지하려면 노폐물 배출이 중요하다.

일반적으로 3일 이상 대변을 보지 못하면 변비라고 한다. 변비는 장운동이 활발하지 못할 때 나타난다. 그 원인은 식습관과 생활습관에서 찾을 수 있다. 불규칙한 생활방식, 운동 부족, 수면 부족 등이다.

건강보험심사평가원 통계 자료에 따르면 변비 환자는 2015년 60만 명에서 2016년 65만 명으로 증가했다. 2016년도 국민건강보험공단 자료에 따르면 남성보다 여성에게 변비 증상이 더 많았다. 70대 이상의 고령에게서 변비 환자가 가장 많았고, 9세 이하 어린이들도 변비가 잘 생겼다.

변비가 생기면 몸속에 쌓인 노폐물을 제대로 배설하지 못한다. 독소와 노폐물을 비워내지 않으면 혈액순환과 대사 기능이 저하된다. 만성적인 변비는 유해균의 온상이 되고, 유해균은 장내의 정체된 변을 부패시켜 가스를 발생시킨다. 그뿐만 아니라 이들 유해물질은 대장 점막의 혈관에 들어가 혈액을 통해 온몸에 운반된다. 이로 인해 복부 팽만감과 복통이 발생한다. 부종, 냉증, 여드름, 불쾌한 체취도 생긴다. 살도 찐다.

변비는 왜 생기는 것일까?

현대인들은 든든한 아침 식사와 풍성한 점심 식사 그리고 화려한 저녁 식사를 즐긴다. 독소와 노폐물이 배출되기도 전에 또 독소 노폐물을 체내에 넣고 있다. 특히 식품첨가물은 장내 세균의 큰 적이다. 그래서 식품첨가물이 잔뜩 들어 있는 식품을 먹는 사람은 장내 세균이 적고, 변의 양도 적다.

나는 직업 특성상 대부분의 일을 앉아서 했다. 신체활동량이 적었다. 운동도 거의 하지 않았다. 아침으로 밀가루 빵에 과일잼과 치즈를 곁들여 먹었다. 점심에는 칼국수와 같은 밀가루 음식을 주로 먹었다. 저녁은 9시가 넘어 배달음식을 먹었다. 어떤 식사에도 채소와 과일을 충분히 먹지 않았다. 스트레스로 과식했다. 언제부터인가 복부 팽만감을 느끼기 시작했다. 몸이 잘 붓고 수족냉증이 심했다. 피부도 거칠어졌다. 결국 변비가 생겼다.

사람의 배변량은 얼마나 될까? 주로 풀과 열매를 먹는 초식동물인 코끼리가 하루에 배출하는 대변의 양은 사람보다 수십 배 많다고 한다. 6·25 전쟁 때 우리나라 사람들은 미군의 대변을 보고 신기해하며 '염소똥을 눈다'고 놀리기까지 했다. 큰 덩치에 비해 배변량이 너무 적었기 때문이다. 반대로 미군들은 우리나라 사람들의 엄청난 배변량을 보고 놀라워했다.

『몸이 되살아나는 장 습관』에 따르면, 섬유질을 적게 섭취하고 정제된 음식을 먹는 서양인의 경우 평균 배변량은 70g에서 110g이다. 한편 식이섬유 위주의 식사를 하는 아프리카인의 배변량은 300g 정도로 서양인보다 무려 3~4배나 많다. 남태평양 뉴기니 섬의 도서국인 파푸아뉴기니 국민의 하루 배변량은 무려 1kg에 달한다고 한다. 이들은 주로 채식을 하기 때문이다.

식습관과 생활습관을 통한 관리가 필요하다

배변량의 감소는 장내 환경이 나빠졌다는 신호이다. 장내 세균의 균형이 무너진 장은 점점 상태가 나빠진다. 장 세포의 노화 속도도 빨라진다. 장 세포가 노화하면 대장의 연동운동이 둔화하여 변비가 생기기 쉽다. 배변을 촉진하려면 어떻게 해야 할까? 철저한 식습관과 생활습관을 통한 관리가 필요하다. 배변력을 높이기 위해 내가 실천한 방법은 다음과 같다.

첫째, 식이섬유를 충분히 섭취하고 장내 유익균을 늘렸다. 식이섬유는 좋은 균이 살기 쉬운 장내 환경을 만들고 면역력을 높인다. 식이섬유에는 물에 녹는 수용성 식이섬유와 물에 녹지 않는 불용성 식이섬유가 있다. 곡류, 견과류, 버섯, 고구마 등은 불용성 식이섬유이다. 불용성 식이섬유는 장벽을 자극해서 배변을 촉진하고 변비 예방에도 효과적이다. 나는 고구마와 우엉을 자주 먹었다.

한편 잘 익은 과일, 미역과 다시마 등의 해조류, 곤약은 수용성 식이섬유이다. 수용성 식이섬유는 장내에서 여분의 수분을 흡수하여 대변의 굳기를 조절하는 역할을 한다. 그래서 사과와 다시마를 자주 먹었다.

둘째, '변의'에 민감해졌다. 직장에 대변이 들어온 것을 알리는

우아한 배변력으로

건강하면서

아름다워지자.

신호를 변의라고 한다. 나는 조금이라도 변의를 느꼈다면 화장실에 바로 가는 습관을 들였다. 변의를 계속 무시하면 장의 감가가 이 둔화하여 변의를 잘 느끼지 못하게 되므로 결국 습관성 변비에 걸린다. 매끼 식사 후 배변하는 것이 가장 이상적이다.

셋째, 복근력을 길렀다. 배변할 때 주는 힘은 복근력에 달려 있다. 변비로 고생하는 사람은 운동 부족인 경우가 많다. 그렇다고 복근력을 기르기 위해 전신 운동까지 할 필요는 없다. 자하철이나 버스를 기다릴 때 등 틈날 때마다 복식호흡을 하면서 복근을 단련할 수 있다.

넷째, 마시지를 하면서 장을 부드럽게 자극했다. 배꼽 주변에는 자율신경을 활발하게 만드는 경혈이 집중되어 있다. 따라서 이 부위를 마사지하면 장의 운동이 원활해진다. 나는 자기 전에 똑바로 누워서 배꼽을 중심으로 원을 그리듯이 배를 주물렀다. 거기에다 변기에 앉아 있을 때는 배를 시계 방향으로 문질러 장의 운동을 촉진했다.

다섯째, 스트레스는 쌓아두지 않고 그때그때 해소했다. 스트레스가 많아지면 장내 유해균 또한 늘어나게 된다. 나는 청소, 산책 등 가볍게 몸을 움직이는 활동으로 자주 기분 전환을 했다.

배변은 내 몸 해독의 시작이다

장 건강은 몸의 건강을 비추는 거울이다. 배 속을 깨끗이 하면 건강해진다. 올바른 식습관과 규칙적인 배변 습관으로 배변력을 키우자. 배변량을 증가시키는 식습관과 생활습관으로 건강하게 예뻐질 수 있다.

대변으로 장내 세균의 상태를 확인할 수 있다. 당장 내일부터 매일 아침 변기 물을 내리기 전에 자신의 대변 상태를 점검해보는 것은 어떨까? 이상적인 대변이라 할 수 있는 바나나 모양의 황금색 변을 매일 관찰하게 된다면 투명한 피부와 날씬한 허리를 가질 수 있다.

우아한 배변력으로 건강하면서 아름다워지자.

장 디톡스가 다이어트의 핵심이다

"고모, 메타볼리즘이 뭐야?"

"응, 신진대사율이야."

"신진대사율이 뭐야?"

"신진대사율이란 말이야… 음… 음…. 근데, 그거 왜 물어봐?"

재택근무를 하며 노트북 키보드를 열심히 두드리고 있을 때였다. 등 뒤에서 스마트폰을 하던 조카가 질문했다. 나는 연이은 질문에 말문이 막혀버렸다. 서둘러 인터넷 검색창에 '신진대사율'이라는 단어를 검색해봤다.

효과적인 다이어트를 위해서는 신진대사율이 중요하다

조카는 "메타볼리즘을 올려라! ○○kg 폭풍 감량!"이라는 자극적인 제목의 연예인 다이어트 기사를 보여줬다. 그 기사에는 연예인의 다이어트 전과 후 사진도 함께 게재되어 있었다. 요즘 사춘기 아이들은 연예인의 외모에 관심이 많았다. 조카도 사춘기가 되더니 외모와 다이어트에 부쩍 신경을 쓰는 눈치였다.

신진대사율에 대한 검색 결과는 넘쳐났다. 신진대사율은 간단히 말해서 우리 몸의 에너지 소비율을 말한다. 살찌는 음식을 아무리 많이 먹어도 늘 늘씬한 몸매를 유지하는 사람들을 보고 '신진대사율이 높다'고 한다.

신진대사율과 혈액순환 관리는 건강한 다이어트의 기본이다. 신진대사율을 높이고 혈액순환을 좋게 하기 위해서는 튼튼한 면역력을 가진 몸을 만들어야 한다. 면역력이 좋은 몸을 만들기 위해서는 몸속 독소부터 배출해야 했다.

3일간의 레몬 디톡스 경험을 떠올리다

디톡스(detox)는 '없애다'라는 뜻의 디(de)와 '독'이라는 뜻의 톡스(tox)가 결합한 단어이다. 무엇인가를 배출하거나 제거한다는 의미이다. 디톡스는 무려 2,500년 전 그리스 히포크라테스 시대부터 존재했던 건강법이다. 그 후 1960년대에는 하와이에서 위궤양을 치료할 목적으로 사용되었다. 최근 디톡스는 여성들 사이에서 다이어트 목적으로 널리 활용되고 있다. 레몬 디톡스, 효소 디톡스 등 많은 다이어트 방법이 소개되고 있다.

나는 몇 년 전에 변비 때문에 고생을 한 적이 있다. 그래서 3일 정도 '레몬 디톡스'를 했다. 레몬 1개를 얇게 여러 장으로 썰어 1.5L 정도의 생수가 담긴 물통에 넣었다. 3일 동안 공복을 유지하면서 이 레몬수를 생각날 때마다 마셨다. 첫날에는 부기가 빠졌다. 손가락이 가늘어지고 얼굴선이 갸름해졌으며 몸이 조금 가벼워졌다. 배에서 꼬르륵 소리가 자주 들렸다. 화장실을 서너 번 들락날락했다.

다음 날에는 더운 날씨 탓인지 공복 때문인지 미열과 두통이 발생했다. 이번에는 발이 앙상해졌다. 발의 부기가 빠졌기 때문이다. 3일 차에는 2일 차의 미열과 두통이 없어졌다. 정말 시원한 배변을 했다. 3일 공복을 유지했기 때문에 뱃가죽이 등에 붙어 있었다. 그런데도 변이 나왔다. 놀랐다. 신세계였다. 쌓여 있던 변이 디톡스로 인해 나오기 시작한 모양이었다. 3일간 2~3kg의 체중 변화가 있었다. 묵은 변이 제거되자 몸이 날아갈 듯 가벼워졌다.

장을 디톡스하면 몸속 독소를 배출할 수 있다

20세기 의학의 초점은 뇌, 21세기 의학의 초점은 장이라는 말이 있다. 요즘은 장 연구가 활발히 진행되고 있다. 그만큼 장도 뇌만큼이나 중요하다. 최근 장의 역할 중에 가장 주목을 받는 부분은 바로 면역 기능이다. 장은 우리 몸의 면역 컨트롤 타워이다. 우리 몸의 면역세포 중 70%가 장에 있다. 또 대부분의 체내 노폐물이 장을 통해 배출된다. 장의 면역 기능은 장내 미생물의 해독, 즉 디톡스 능력에서 비롯된다. 그래서 다이어트를 할 때 가장 중요한 것은 바로 장의 디톡스이다. 장을 디톡스하면 몸속 독소를 배출하여 체내를 정화할 수 있다.

예전의 레몬 디톡스 경험을 기억해냈다. 장 디톡스 방법에 관해 찾아보기 시작했다. 실제 장 디톡스의 방법은 무궁무진했다. 나는 시간이 걸려도 장 건강을 회복하면서 건강하게 아름다워지고 싶었다. 그리고 평소 식습관과 생활습관 속에서 자연스럽게 장 디톡스를 실천하고 싶었다.

장 디톡스를 위한 생활 속 실천 방법

먼저 식습관을 개선하여 장 건강을 회복하려고 했다. 다음은 내가 실천한 방법이다.

첫째, 단식과 소식을 생활화했다. 장 독소를 제거하려면 장을 비워야 한다. 장을 비우는 가장 쉬운 방법은 단식과 소식이다.

둘째, 간소한 식단을 생활화했다. 기본 식단을 밥 한 공기, 국 한 그릇, 반찬 하나로 정했다. 그리고 식사 시간이 아닌데 배가 고플 때는 따뜻한 차나 해독 주스를 간식으로 마셨다.

셋째, 100번 씹는 습관을 생활화했다. 소화 촉진의 기본은 오래 씹기이다. 오래 씹으니 위의 부담이 줄어들었다. 영양분도 쉽게 섭취할 수 있었다.

넷째, 자연 요리법 마크로비오틱을 실천했다. 배변 활동을 위해 마크로비오틱 메뉴 중 발효 음식 쌀겨절임을 매일 먹었다.

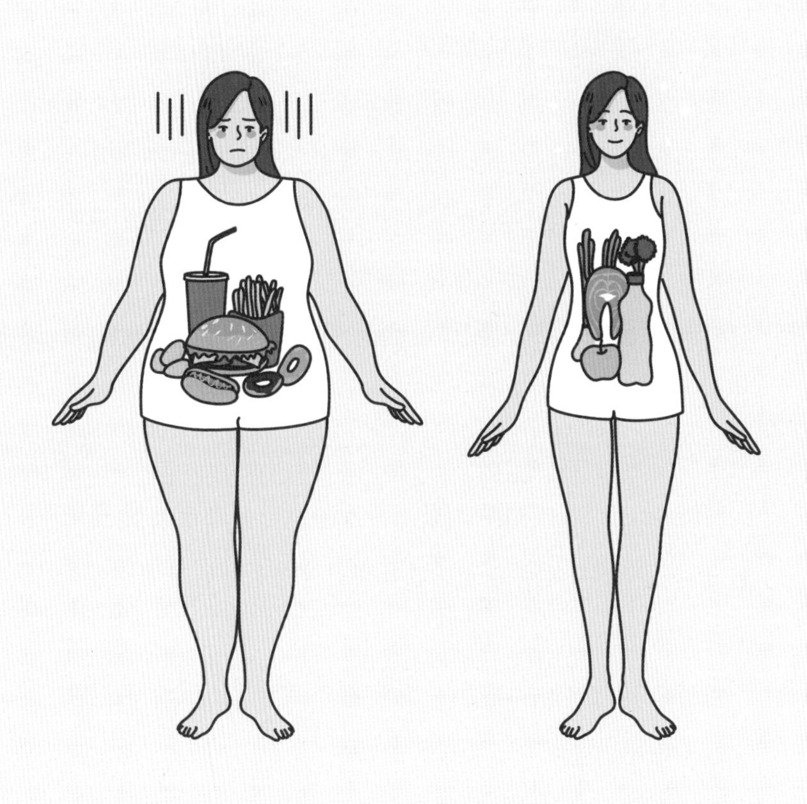

다섯째, 몸을 따뜻하게 하려고 카레를 자주 먹었다. 카레는 몸을 따뜻하게 하여 장운동에 도움이 되었다.

다음으로 생활습관을 통해 신진대사율과 혈액순환을 좋게 했다. 생활습관을 개선하면 장 건강은 물론 다이어트 효과도 극대화할 수 있다. 6개의 사항을 실천했다.

첫째, 자세를 바르게 하고 체형을 교정했다. 골반과 척추를 교정하면 멋진 몸매뿐만 아니라 건강하고 날씬한 몸을 가질 수 있다.

둘째, 바른 호흡을 익히고 실천했다. 복식호흡으로 튼튼한 장과 유연한 몸을 만들 수 있다. 또한 얼굴도 예뻐질 수 있다.

셋째, 림프순환 마사지를 자주 했다. 림프 마사지를 해주면 림프 흐름이 원활해지면서 얼굴 부기가 빠지고 온몸이 해독된다. 특히 장 마사지를 생활화했다.

넷째, 밖에 나가서 자주 걸었다. 햇볕을 쬐러 하루에도 몇 번씩 집 앞을 산책했다. 심부름을 도맡아 하면서 온종일 몸을 움직이려고 노력했다.

다섯째, 수면법을 개선했다. 일찍 자고 일찍 일어났다. 편안한 수면 환경을 만들어 수면의 질을 높였다.

여섯째, 다이어트 일기를 작성했다. 먹은 음식, 체중, 대변 상황, 몸의 상태를 매일 기록했다. 하나의 다이어트 방법만을 고집하지 않고 내 몸에 맞게 수정, 개선하면서 실천했다.

장을 비워야
몸이 가벼워진다

장은 다이어트의 기본이다. 건강한 다이어트의 핵심은 신진대사와 혈액순환이다. 나는 식습관과 생활습관을 통한 장 디톡스를 꾸준히 실천하여 장 건강을 회복했다. 몸의 신진대사와 혈액순환이 좋아졌다. 1주 만에 1kg, 10주 만에 10kg을 감량했다. 체중뿐만 아니라 겉으로 드러나는 모습에도 많은 변화가 있었다. 허리가 잘록해지고 피부가 좋아졌다. 자세가 교정되어 비싼 옷을 입지 않아도 스타일이 좋아졌다는 이야기를 들었다.

또한 장은 건강의 기본이다. 장이 건강해야 몸이 건강하다. 장을 비워야 몸이 가벼워지고 장이 깨끗해야 피부도 깨끗해진다. 장 디톡스 습관으로 면역력, 다이어트, 독소 배출이라는 3가지를 잡을 수 있었다.

장 디톡스가 다이어트와 건강의 핵심이다.

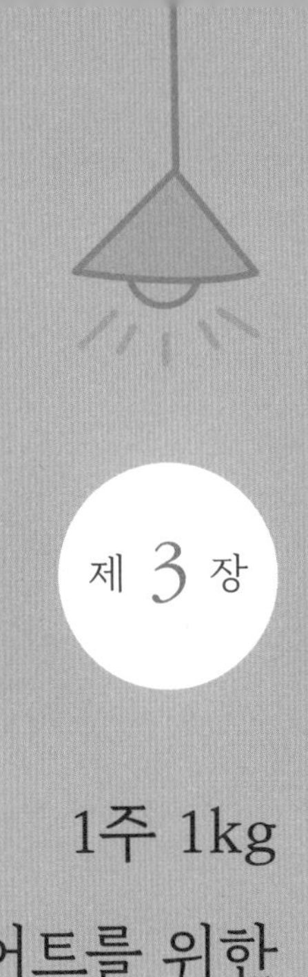

제 3 장

1주 1kg 다이어트를 위한 식습관

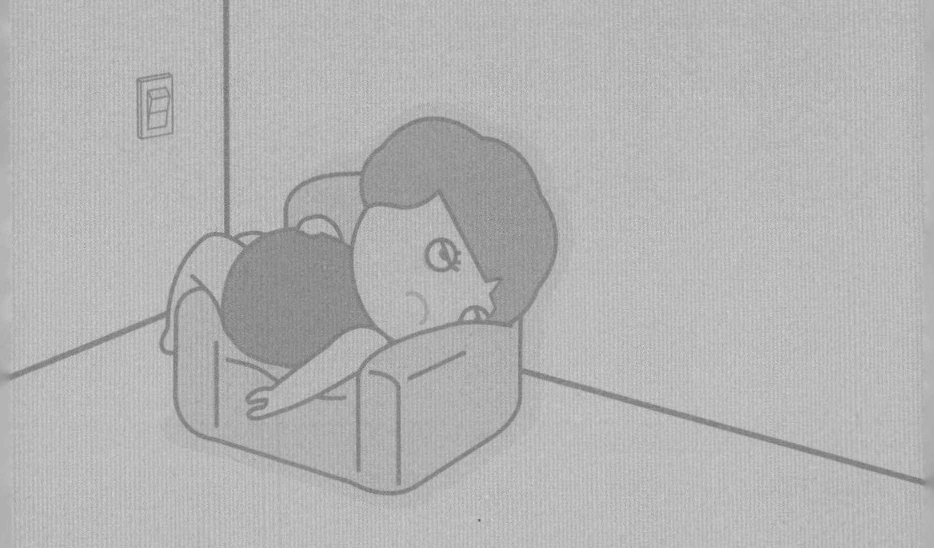

하루에 꼭 세끼를 먹어야 하나요?

검고 윤기 흐르는 머리카락과 역삼각형의 근육질 몸매를 가진 일본의 저널리스트 F씨는 60대이다. 그의 젊음의 비결은 아침을 먹지 않고 점심과 저녁을 적게 먹는 소식 습관에 있다. 그는 공복이야말로 최고의 의사, 부작용 없는 최고의 다이어트라고 강조한다. 배우 H씨는 일주일에 한 번 24~36시간 동안 액체만 섭취하는 '간헐적 단식'을 한다. 가수 H씨는 하루에 한 번만 먹고 싶은 걸 마음껏 먹는다며 '1일 1식'을 예찬한다. 많은 사람들이 건강과 몸매 관리를 위해 일정 시간 동안 공복을 유지하는 '단식'을 실천하고 있다. 그들은 왜 단식을 라이프스타일로 선택했을까?

같은 동네에 사는 초등학교 동창이 '식사를 하고 나면 바로 잠이 쏟아진다', '위가 약해진 것 같다', '무언가 할 의욕이 없다', '감정 기복이 심하다'라고 푸념을 늘어놓았다. 이 모든 증상의 원인은 무엇일까? 체력 저하일까, 운동 부족일까? 그녀의 평소 생활습관에 대해 들어보았다. 워킹맘인 그녀는 날마다 쌓인 회사 업무에 스트레스가 심했고 막 걷기 시작한 쌍둥이 두 아들을 케어하느라 늘 시간에 쫓겼다. 스트레스를 해소하기 위해 하루 세끼는 물론 쉴 새 없이 간식을 먹고 있었다. 나는 장 건강을 회복하는 과정에서 하루 세끼만으로도 과식이 될 수 있다는 것을 실감했다. 그녀에게 단식과 공복을 제안했더니 그녀는 이렇게 말했다.

"먹는 양과 횟수를 무리해서 줄일 필요가 있니?"

그도 그럴 게, 우리나라 사람들은 하루 세끼 밥심으로 버티는 것을 진리처럼 생각해왔다. 옛날에는 쌀밥에 고깃국을 설날, 추석, 그리고 생일날 이렇게 1년에 3번 먹을 수 있었다. '남들만큼 먹는다'는 것이 행복이라고 생각하던 시절이 있었다. 배불리 먹는 것이야말로 모두가 동경하는 삶이었다.

반면 오늘날 우리는 먹을 것이 풍성한 시대를 살고 있다. 배에서 나는 '꼬르륵' 소리를 들어볼 새도 없이 배불리 먹고 있다. 소화가 제대로 되지 않으면 맞지 않은 옷을 입은 것처럼 매사가 불편하고 집중이 안 된다. 그런데, 하루 세끼를 꼭 먹어야 할까? 불필요하게 너무 많이 먹고 있는 것은 아닌지 한 번쯤 생각해볼 필요가 있지 않을까?

당연한 것 같은 삼시세끼,
그런데 꼭 먹어야 할까?

인류는 300만 년 역사의 대부분을 굶주림 속에서 살아왔다. 그러므로 우리는 공복을 견뎌낼 수 있는 유전자를 갖고 있다. 야생동물은 병들거나 상처를 입으면 우선 먹지 않고, 굴속에 누워 조용히 회복을 기다린다. 음식물을 소화하고 흡수시키는 데 많은 에너지가 필요하기 때문이다.

일본의 의학박사 고다 미쓰오에 의하면 적게 먹는 사람일수록 체력과 지구력이 뛰어나다. 또한 나구모 요시노리 의학박사에 의하면 '하루 한 끼'를 실천하면 시르투인과 그렐린이라는 회춘 호르몬이 많이 분비돼 젊어질 수 있다고 한다. 여기에 살이 빠지는 것은 물론이다.

과식을 하면 생기는
몸의 이상은?

먼저, 과식을 하면 내장이 피로해진다. 섭취한 음식을 장이 소화하는 데에는 몇 시간이 소요된다. 음식물이 원래 처리할 수 있는 양

이상으로 계속해서 들어오면 내장은 쉬지 않고 일해야 한다. 결국 내장의 기능이 떨어져 영양소를 제대로 흡수하지 못하게 된다.

다음으로, 체중이 증가하여 비만을 불러일으킨다. 식사로 섭취한 당질과 지질의 일부는 뇌와 근육, 내장을 위한 에너지로 사용되고 나머지는 근육과 간장에 저장된다. 소비하는 에너지보다 많이 먹으면 그만큼 지방세포가 축적된다. 내장지방은 만성 염증 상태를 불러와 암을 유발하기도 한다.

단식과 공복으로 얻는 효능은 무엇일까?

첫째, 내장 기능이 활성화되어 면역력이 향상된다. 신체가 공복감을 느끼는 것은 일종의 위기 상태이다. 『간헐적 단식으로 내 몸 리셋』에서는 공복감은 생명력과 관련이 있다고 설명한다. 공복감으로 신체의 생명유지 시스템이 작동한다. 그 결과 면역세포가 증가하고 면역력, 자연치유력, 해독력이 좋아진다. 이렇게 신진대사가 좋아지면 생명력은 더 좋아진다.

둘째, 비만을 예방할 수 있다. 공복의 최고 효과는 디톡스이다. 몸에 쌓인 나쁜 물질이 분해되고 정체되어 있던 변을 배출하게 된

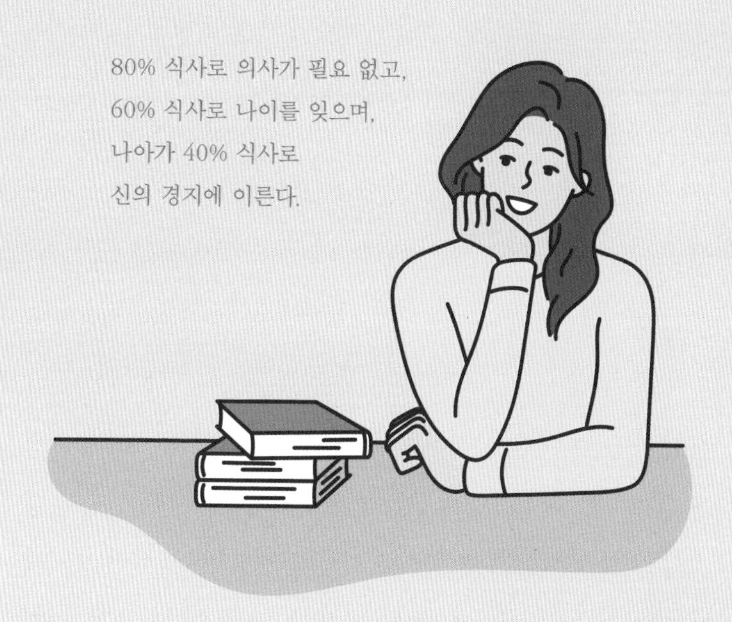
80% 식사로 의사가 필요 없고,
60% 식사로 나이를 잊으며,
나아가 40% 식사로
신의 경지에 이른다.

다. 내장이 충분한 휴식을 취하면 혈당치도 서서히 내려간다. 음식물 섭취 후 10시간 정도가 지나면 당이 모두 소진되고 지방이 분해된다.

셋째, 장수 유전자가 활성화되어 노화 진행이 더뎌진다. 1935년 미국 코넬대학교의 클리브 맥케이 교수가 발표한 논문에 의하면 칼로리를 60%로 제한한 생쥐는 2배나 오래 살았다. 반면, 먹고 싶은 만큼 먹은 생쥐는 수명이 절반으로 줄었다.

단식과 공복은 어떻게 실천하면 될까?

사실 방법은 정말 간단하다. 나에게 맞는 '최적 공복 시간'을 찾으면 된다.

처음에는 식사 횟수를 줄인다. 회식 혹은 모임이 있다면 그 시간에 맞춰 즐겁게 식사하면 된다. 나는 먹는 양을 줄이기 위해 '아침 단식'과 '하루 두 끼'부터 시작했다. 그 후 더 나아가 '하루 한 끼'를 실천했다. 아침 단식만 해도 몸이 훨씬 더 가볍고 상쾌해졌다. 아침 단식은 과체중이 아니지만 활동량이 적은 사람들에게 추천한다. 아침 단식만으로도 건강의 균형을 찾을 수 있기 때문이다.

단, 임산부, 폐경을 앞둔 여성, 당뇨 환자, 성장기의 청소년들은 단식과 공복에 주의해야 한다.

단식과 공복은 최고의 명약이다

비 오는 어느 날, 커피 향 그윽한 동네 카페에 들어섰다. 모자를 눌러쓰고 백팩을 멘 여성의 뒤태가 보였다. 늘씬한 다리를 감싼 핑크색 레깅스가 잘 어울렸다. 딱 봐도 젊고 발랄한 여대생의 모습이었다. 여대생이 얼굴을 돌렸다. 아니, 이게 누구인가? 컨디션이 안 좋다며 푸념을 늘어놓던 초등학교 동창 그녀다. 밝고 맑은 표정, 매끈한 피부, 잘록한 허리. 반년 사이 정말 몰라볼 정도로 변했다. 그녀는 어느새 단식과 공복의 전도사가 되었다. 그녀는 최근 15년이나 다니던 회사를 그만두고 요가지도사 과정을 준비하고 있었다. 그리고 차도 팔았다. 대중교통을 자주 이용했고 시간만 나면 걸었다. 그녀는 단식과 공복을 실천하면서 인생의 터닝 포인트를 맞이했다고 한다.

"80% 식사로 의사가 필요 없고, 60% 식사로 나이를 잊으며, 나아가 40% 식사로 신의 경지에 이른다."

요가에서는 적게 먹을수록 건강하게 오래 살 수 있다고 가르친다. 예전에는 결핵처럼 제대로 먹지 못해서 생기는 병이 많았다. 반면, 현대 사회는 당뇨병과 같이 과식으로 비롯되는 병이 많다. 건강을 잃어본 사람들은 안다. 건강하지 않으면 아무것도 할 수 없다. 단식과 공복을 자신에게 알맞은 방법으로 가볍게 시작해보자. 누구든지 돈 들이지 않고 어디서든 할 수 있다. 오늘부터 바로 시작하면 된다. 먼저 딱 일주일만 해보자.

단식과 공복으로 몸을 비우자. 젊고 아름다워질 수 있다.

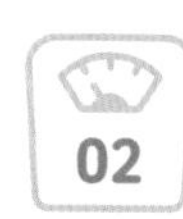

밥 한 공기, 국 한 그릇,
그리고 반찬 하나!

"친구들이 간장 종지에 밥을 먹는다고 놀렸어요."

배우 B씨는 신비하고 독특한 분위기로 데뷔 초기부터 주목받았고, 훗날 할리우드에도 진출해 세계적인 배우가 되었다. 그 후 B씨 어머니의 독특한 교육철학이 소개되었는데, 그중 많은 사람들이 식습관 교육에 주목했다. B씨는 중학교 때까지 일반인 식사량의 1/4가량을 먹었다고 한다. 친구들이 집에 놀러 왔을 때 '간장 종지에 밥을 먹는다'고 놀렸을 정도였다. 그녀의 식습관은 성인이 되어서도 계속되었다. 2021년 한 방송에서 그녀는 '배가 고파서 죽을 때까지 안 먹는다'고 밝혀 화제가 되었다. 그녀는 배가 너무 고프면 그제야 밥, 김, 김치를 먹는다고 했다.

B씨의 이야기를 처음 들었을 때 나는 그녀를 동정했다. 톱 배우

가 되기 위해 정말 극단적인 다이어트와 뼈를 깎는 노력을 했다고 생각했다. 그런데 나 역시 공복, 단식, 소식을 실천하고 장 건강을 회복하게 되면서 그녀를 이해하기 시작했다. 마흔을 훨씬 넘은 그녀가 왜 동안인지, 그리고 그녀가 어떻게 탄탄한 피부와 균형 잡힌 몸매를 가질 수 있었는지 알게 되었다.

장수 유전자 시르투인이 노화를 늦춘다

2000년 미국 MIT 레너드 가렌티 교수는 효모에서 장수 유전자 시르투인을 발견했다. 그는 시르투인이 효모의 증식과 노화를 늦춰 수명을 약 30% 늘린다는 사실을 밝혔다. 이후 효모에만 존재하는 줄 알았던 시르투인이 선충, 초파리, 포유류 일부, 그리고 인간에게도 확인되었다.

4년 후, 미국 하버드대학교 하임 코언 박사가 국제 학술지 <사이언스>에 하루 16~24시간을 공복 상태로 있으면 시르투인 단백질이 활성화된다는 논문을 발표했다. 노화와 수명을 조절하는 시르투인 단백질을 활성화하려면 일정 시간 속을 비우고, 적게 먹을 필요가 있다. 시르투인을 활성화하고 B씨처럼 건강한 아름다움을 얻기 위해 하루 식사를 어떻게 계획하면 될까? 다음은 내가 실천한 단식, 공복, 소식 방법을 정리한 것이다.

하루 식사를 계획할 때 무엇을 고려해야 할까?

먼저, 무엇을 먹을 것인가?

많은 이들이 다이어트의 기본은 칼로리 섭취를 통제하는 것이라고 생각한다. 병원이나 비만 클리닉에서는 칼로리 계산표를 제공하며 하루에 섭취할 식사량을 조절하도록 권장한다.

그런데 인간의 치아는 전부 32개이다. 채소나 과일을 씹는 앞니가 8개이다. 고기나 생선 등을 뜯는 송곳니가 4개이다. 그리고 곡물을 씹는 어금니가 20개이다. 즉 어금니가 62.5%, 앞니가 25%, 송곳니가 12.5%이다. 『하루 한 끼 공복의 힘』에 따르면, 치아 구성상 우리 몸에 가장 알맞은 식사 비율은 곡물 60%, 채소나 과일 25~30%, 동물성 단백질 10% 정도이다. 복잡한 칼로리 계산은 필요 없다. 한 끼 식단으로 곡물 밥 한 공기, 야채를 넣은 국 한 그릇, 작은 생선 한 마리면 충분하다.

다음으로, 얼마나 먹을 것인가?

원래 위장의 크기는 주먹만 하다. 위장의 크기로 우리가 소화할 수 있는 식사량을 짐작할 수 있다. 원래의 위장 크기를 회복하려면 덜 먹는 습관을 들여야 한다. 식기의 용량을 20% 줄이면 배가 80% 차게 먹을 수 있다. 처음에는 지금까지 먹던 것과 같은 음식을 먹어도 된다. 밥은 백미든 현미든 영양밥이든 볶음밥이든 상관없다. 국도 평소에 먹던 국이든 새로운 국이든 상관이 없다. 반찬 또한 무슨 종류를 먹든 모두 괜찮다. 단 밥그릇과 국그릇, 반찬 접시를 작은 것으로 바꾸자. 예를 들면 어린이용 식기 혹은 찻잔 정도의 크기가 좋다. 내 마음에 드는 작고 예쁜 그릇을 사용하면 기분 좋은 식사를 할 수 있다.

마지막으로, 언제 먹을 것인가?

본인이 가장 실천하기 쉽고 간편한 방법으로 하면 된다. 나는 아침 식사를 거르고 점심과 저녁을 먹는 하루 두 끼부터 시작했다. 2주쯤 지나서 아침 단식에 익숙해졌을 때에는 아침은 공복으로 지내고, 점심은 당근·사과 주스를 마시고, 저녁은 일반 식사를 하는 하루 한 끼를 실시했다. 아침에 일어나서 12시가 될 때까지 공복을 유지했다. 당시 수족냉증이 심했으므로 아침에 배가 많이 고플 때면 수족냉증에 좋은 생강 계피차를 마셨다. 나처럼 하루 세끼를 꼬박꼬박 챙겨 먹던 사람이 갑자기 한 끼만 먹으려면 무리가 온다. 이런 사람들에게는 아침 단식부터 추천한다. 처음부터

무리하지 말고 공복이 주는 편안함을 맛본 뒤 몸 상태에 맞추어 하루 한 끼 또는 한 끼 반만 먹는 것이 좋다. 아침에 장을 비우면 몸에 쌓여 있던 독소를 제거할 수 있다.

식습관,
어떻게 실천할까?

첫째, 단계적으로 시행한다. 처음부터 완벽한 식단을 짤 필요는 없다. 무슨 일이든 하면서 노하우도 생기는 법이다. 그냥 시작해본다. 하루 실행만으로도 부기가 빠질 수 있다. 그 후에는 매일이 아니어도 좋으니 꾸준히 해본다. 예를 들면, 처음에는 외식과 배달음식을 끊어본다. 즉석밥이 되었든 가공식품이 되었든 무조건 집에서 직접 요리해서 먹는다. 집밥이 어느 정도 익숙해지고 나면 냉장고에서 즉석·가공식품을 전부 없앤다. 육류, 생선, 야채 등 자연에서 구할 수 있는 완전식품을 섭취한다. 외식을 할 경우에도 자연식 위주의 메뉴를 제안한다. 그러면 날이 갈수록 몸이 반응한다. 내게 좋은 음식과 좋지 않은 음식도 알게 된다. 이러한 과정을 경험하면서 내 몸에 맞는 것을 서서히 찾아가면 된다.

둘째, 식단 일기를 작성한다. 스스로에 대한 정확한 데이터를 수

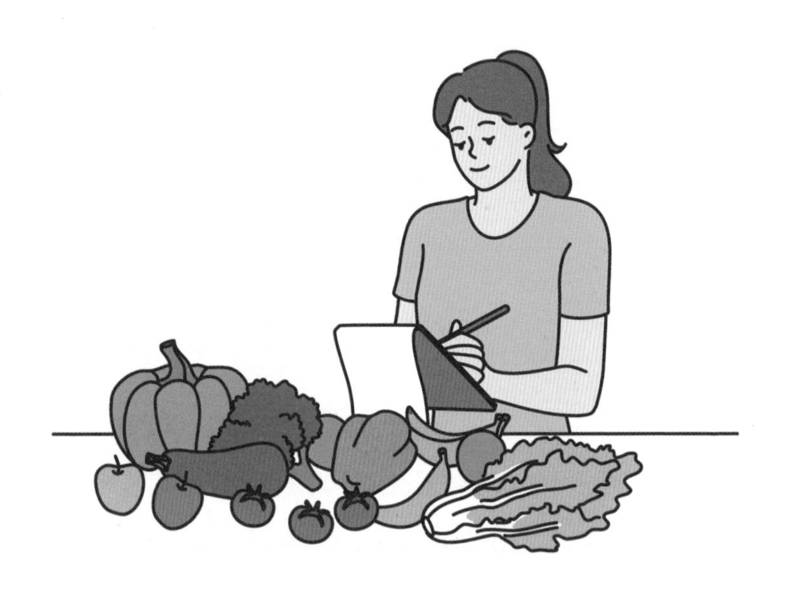

밥 한 공기,
국 한 그릇, 반찬 하나면
건강한 아름다움을 유지할 수 있다.

집해야 자신에게 가장 알맞은 식습관을 찾을 수 있다. 식단 일기로 그동안 얼마나 과식·폭식하고 있었는지, 얼마나 불규칙한 식습관을 가졌는지 알 수 있다. 식단 일기에는 몇 시에 식사했고 얼마나 오래 했는지, 어디에서 식사했는지, 누구와 함께 먹었는지, 어떤 음식을 얼마나 먹었는지, 먹기 전의 공복감은 어느 정도였는지 등을 기록한다. 간식이나 야식도 기록한다. 특히, 식단 일기에 식사하기 전과 후의 기분도 기록하는 것을 추천한다. 식사 전후의 기분을 적으면 자신의 감정 중 어떤 감정이 식탐을 가장 많이 불러일으키는지를 알 수 있다. 또한 자신의 식사가 감정적인 과식이었는지 아닌지도 구분할 수 있다. 식사 후 바로 스마트폰에 간략하게 기록하자. 나중에 그것을 모아서 쭉 정리해보면 생각보다 많은 양을 자주 먹고 있음을 깨닫는다. 그리고 그것을 인식하는 것 자체만으로 도움이 된다.

소박한 식사가 선사하는 텅 빈 충만함

영국의 소설가 올더스 헉슬리는 "고급스러운 요리도 소박한 식사를 대신할 수 없다"라고 말했다. 평소 검소한 식단으로 소식을 실천하면 군살과 질병은 저 멀리 도망간다. 속이 비었을 때의 '텅 빈 충만함'은 건강에 좋을 뿐만 아니라 많은 만성 질환을 치료하는 원동력이 된다.

자신의 상황에 맞게 단식, 소식, 공복을 실천하자. 처음에는 가벼운 마음으로 시작해보자. 몸의 변화를 느끼고 나면 식사에 더욱 신경을 쓰게 되는 시점이 온다.

어떤 사람에 대해 알고 싶다면 그 사람이 먹는 것을 보라고 했다. 사람의 열 길 마음속은 볼 수 없다. 그러나 그 사람의 주방에 있는 냉장고는 열어볼 수 있다. 냉장고 안에 있는 식재료를 보면 그 사람이 어떤 생각을 하며 어떻게 살아가는지 알 수 있다.

밥 한 공기, 국 한 그릇, 반찬 하나면 건강한 아름다움을 유지할 수 있다.

씹으면 씹을수록 날씬해진다

"얼굴형이 많이 변한 것 같아."

남동생 결혼식에서 친척오빠를 만났다. 어릴 적 모습이 거의 남아 있지 않을 정도로 내 얼굴형이 많이 변했다고 했다. 언제부터인가 내가 내 얼굴을 봐도 좌우 비대칭이 심하다고 느껴졌다. 그 후 몇 년은 시간이 날 때마다 경락 마사지숍, 치과 등을 찾아다녔다. 안면 비대칭은 들쑥날쑥한 치아 배열로 씹는 근육 발달에 문제가 생기는 것이 원인이라고 한다. 그런 상태가 오래되고 심각해지면 얼굴이 비뚤어진다. 얼굴 근육도 느슨해져 표정에 생기가 없어진다. 씹는 방법이 나쁘면 건강과 미용 측면에서 문제가 발생할 수 있다. 나는 목이나 어깨 근육이 자주 뭉쳤다. 눈의 피로와 편두통도 심했다.

"오늘부터 100번 씹어보세요. 미인으로 환골탈태합니다."

장 건강을 위해 음식물의 소화와 흡수를 돕는 마크로비오틱이라는 자연 요리법을 배우기로 했다. 마크로비오틱 요리 교실 첫날이었다. 선생님은 수강생들에게 '100번 씹기'를 강조했다. 100번 씹기를 생활화하면 음식물의 소화와 흡수가 좋아져 피부가 투명하고 예뻐진다고 했다. 비싼 화장품, 성형시술, 고가의 영양제 없이도 피부가 좋아진다니 정말 솔깃했다. 그날 나는 집에 돌아오자마자 밥을 먹으면서 몇 번이나 씹고 있는지 세어보았다. 10번 정도로만 씹고 있었다. 아니 그 이하로 씹을 때도 있었다.

음식 꼭꼭 씹기에 숨겨진 효과는 무엇일까?

첫째, 잘 씹으면 뇌가 좋아진다. 야구선수가 시합 도중에 껌 씹는 장면을 본 적이 있는가? 야구선수들은 경기 능력을 높이기 위해 껌을 활용한다. 경기 중 껌을 씹으면 혈액순환이 좋아져 집중력과 판단력이 향상된다. 나는 오래 씹기를 하고 나서 집중력이 높아졌다. 씹으면 뇌 속에서 신경세포의 성장을 촉진하는 호르몬이 분비된다. 전두엽의 혈류가 증가하면 똑똑한 아이가 된다. 또한 잘 씹는 일은 고령자의 치매 예방에도 효과적이다. 알츠하이머 환자의 경우 건강한 고령자에 비해 치아 수가 3분의 1밖에 되지 않는다고 한다.

둘째, 꼭꼭 씹으면 면역력이 향상되고 젊어진다. 음식물을 씹을 때 나오는 타액에는 인플루엔자 바이러스 등을 퇴치하는 면역 관련 물질이 들어 있다. 겨울이면 늘 감기를 달고 살던 내가 오래 씹기를 하고 나서는 잔병치레를 하지 않게 되었다.

또한 타액 속에는 젊어지는 호르몬도 있다. 꼭꼭 씹을 때 침 속에는 노화를 방지하는 파로틴이라는 호르몬이 분비된다. 파로틴은 뼈와 치아를 튼튼하게 할 뿐만 아니라 기미와 주름을 방지해준다. 주름이 생긴다는 것은 얼굴의 탄력이 떨어지고 있다는 증거다. 씹기를 통해 입 주변 근육을 탄탄하게 하여 얼굴을 탄력 있게 유지할 수 있다. 나는 꼭꼭 씹기를 하고 나서 예전보다 이목구비가 뚜렷해졌다는 말을 듣게 되었다.

셋째, 천천히 씹으면 다이어트에 효과적이다. 1984년 미국의 르블랑은 같은 칼로리의 식사를 두 사람에게 제공했다. 한 사람에게는 잘 씹어 먹을 수 있는 음식을 제공했고 다른 사람에게는 음식을 죽으로 만들어서 튜브를 사용해 직접 위로 보내게 했다. 잘 씹어 먹은 사람의 경우, 식사를 할 때 발생하는 열이 바로 체온에 쓰여 소모되는 칼로리가 많았다. 씹어 먹지 않은 사람보다 그 양이 2

씹으면 씹을수록

건강하고

날씬해진다.

배 이상 높았다.

음식을 제대로 씹지 않고 삼키면 뇌의 시상하부에 있는 포만중추를 제대로 자극하지 못해 과식을 하게 된다. 음식을 잘 씹으면 그 표면적이 커져 소화효소 분해가 훨씬 쉬워진다. 『씹는 힘』의 저자 사이토 이치로는 비만 가능성이 보이는 환자들에게 가장 먼저 잘 씹어 먹을 것을 지도한다고 한다. 씹는 행위만으로도 포만중추가 자극되기 때문이다. 나는 꼭꼭 잘 씹어 먹을수록 저절로 소식이 되었다. 다이어트는 보너스였다.

잘 씹는 것만큼 간편한 건강 미용법은 없다

인류는 오래전 불을 이용하여 음식을 만들기 시작하면서 씹는 행위를 하게 되었다. 그리고 씹는 행위를 통해 고차원적인 사고를 할 수 있게 되었다. 씹는 행위가 인류의 발전에 큰 공헌을 한 셈이다.

우리는 씹는 행위를 통해 음식을 섭취한다. 씹는 행위는 인간이 생명을 유지하는 데 필요한 기본적인 활동이다. 적은 양이라도 꼭꼭 씹어 먹으면 영양소들이 그대로 흡수되어 에너지원이 된다.

나는 오래 씹기 습관으로 몸이 가벼워지고 마음도 편해졌다. 식단은 주로 현미밥 등 씹는 맛을 느낄 수 있는 음식으로 바꾸었다. 식사할 때는 시간을 들여 즐겁게 먹었다. 처음에는 잘 안 되었지만 잘 씹고 있는지 항상 신경 쓰려고 노력했다. 오래 씹으면 위장에 전혀 부담이 없고 완전히 소화되기 쉬운 상태로 흡수되었다. 많이 씹을수록 음식의 단맛을 느낄 수 있었다.

행복 호르몬인 세로토닌은 씹기만 해도 분비된다. 오래 꼭꼭 씹고 나서부터, 빨리빨리 움직여야 하는 상황에서도 마음만은 안정되었다. 성격이 차분해지고 인내심이 강해졌다. 씹는 횟수가 늘어나자 스트레스 완화와 재충전 효과도 얻을 수 있었다. 오늘부터 당장 100번 씹기를 실천해보는 것은 어떨까?

꼭꼭 씹어 먹으면 얼굴, 몸매, 기억력, 젊음 그리고 행복까지 잡을 수 있다.

깨끗한 장을 위한 생명 밥상, 마크로비오틱

SBS 드라마 <스타일>에서, 패션 잡지 편집장인 주인공은 '엣지 있게'라는 말을 자주 사용한다. '엣지 있게'는 '최첨단으로, 독특하고 강렬하게'라는 뜻으로 당시 유행어였다. 그런데 이 드라마에서는 '엣지 있게'라는 유행어뿐만 아니라 이전까지 별로 들어본 적 없는 '엣지 있는' 요리법도 소개되었다. 바로 '마크로비오틱', 자연 요리법이다. 드라마에서, 후배 요리사가 무를 씻은 후 무심코 바구니에 던지자 국내 최초 마크로비오틱 셰프 서우진은 후배 요리사를 호되게 꾸짖으며 이렇게 말한다.

"마크로비오틱의 기본은 식재료 하나하나를 소중히 다루는 것이다."

나는 일본에서 유학 생활을 할 때 마크로비오틱에 대해 처음 알게 되었다. 당시에는 마크로비오틱을 그저 통곡물과 야채 중심의 웰빙 식단이라고만 생각했다. 나중에 자세히 배우고 나서 마크로비오틱은 단순한 요리법이 아니라 먹거리에 대해 근본적으로 이해하는 방법이라는 것을 알게 되었다.

마크로비오틱 자연 요리 교실 첫 실습 시간이었다. 나는 평소 습관대로 아무 생각 없이 당근의 꼭지 부분을 칼로 싹둑 잘랐다. 그러자 선생님은 '기본이 되어 있지 않다'며 드라마 속의 서우진 셰프처럼 무척 화를 내셨다. 마크로비오틱에서는 채소를 손질할 때 겉껍질만 벗겨내고 뿌리와 꼭지는 깨끗이 씻어 그대로 사용하기 때문이다.

마크로비오틱은 '크다, 위대하다'라는 뜻의 micro, '생'이라는 뜻의 bio, '방법, 기술'이라는 뜻의 tic의 합성어로, '위대한 생명 기술'로 해석되는 일본식 자연 건강법이다. 이는 단지 음식과 요리에만 국한된 게 아닌 건강한 삶을 위한 생활방식이다. 마크로비오틱은 신토불이, 일물전체, 음양질서를 기본으로 하는 생활습관이다. 즉 우리가 사는 땅에서 자라는 제철 음식을 뿌리부터 껍질, 알맹이까지 통째로 먹는 것이다. 이처럼 어느 한쪽으로 치우치지 않은 중용의 식습관을 가지기 위해서는 식재료가 본래 가진 성질도 이해해야 한다.

마크로비오틱은
소화와 흡수를 돕는 생명의 밥상이다

나는 장 건강을 위해 마크로비오틱 요리를 배우고 마크로비오틱 식습관도 적극적으로 실천했다. 그리고 단기간에 장 건강을 회복했다. 여기서, 나의 '장내 가스 제거 대작전'에 일등 공신이 된 '쌀겨절임'에 대해 알아보자.

한국에 김치가 있다면 일본에는 쌀겨절임이 있다. 쌀겨절임은 쌀겨를 이용해 만든 채소 절임이다. 한식 밥상에서 자주 볼 수 있는 오이지와 비슷하다. 쌀겨는 현미를 도정해 정백미를 만들 때 생기는 분쇄 혼합물을 말하는데, 쌀겨에 소금과 물을 섞어 야채를 담가 만든 것이 쌀겨절임이다. 야채를 담글 때, 삼투압 현상으로 인해 야채에서 빠져나온 수분과 쌀겨의 유산균, 효모 등이 증식하며 단맛이 탄생한다. 쌀겨에는 비타민 B1, B2, B6, E, 단백질, 칼슘, 식이섬유 등의 영양소가 풍부하다. 쌀겨절임에 자주 사용하는 대표적인 채소는 오이, 무, 당근, 순무, 가지, 셀러리 등이다. 쌀겨절임을 먹으면 야채가 본래 가진 영양소도 섭취할 수 있다.

『마유미의 매크로비오틱 키친』에는 쌀겨절임에 관한 재미있는 이야기가 나온다. 옛날 일본 주부들은 하루 이상 집을 비울 때, 이웃집에 누카 도코, 즉 쌀겨 된장 항아리를 부탁하고 나서야 집을

나섰다. 그만큼 누카 도코는 일본인들의 소박한 밥상에 아삭아삭한 식감을 더하는 집안의 가보라고 할 수 있다.

나는 20대 때 일본 도쿄에서 7년 정도 살았다. 집에서 가까운 전철역 근처에는 시장이 있었다. 변변한 찬거리가 없을 때는 시장에 들러 쌀겨절임을 사곤 했다. 그 후 일본을 떠나게 되면서 쌀겨절임에 대해서 깡그리 잊고 살았다.

10년쯤 지났을까? 장에 가스가 차고 불편을 느꼈을 무렵이었다. 우연히 전 아사히신문 기자 이나가키 에미코가 쓴 책을 읽게 되었다. 미니멀 라이프를 실천하고 있는 저자는 냉장고도 없애고 정말 소박한 식생활을 하고 있었다. 매일 발효 음식인 쌀겨절임을 먹고 건강한 대장을 유지하고 있었다.

쌀겨절임이 장 건강을 책임진다

그 책을 읽고 나도 쌀겨절임을 만들어 먹기 시작했다. 처음에는 김치 대신에 간편하게 먹는 야채 반찬 정도로 생각했다. 그런데 쌀겨절임을 먹기 시작한 지 얼마 지나지 않았을 무렵, 깜짝 놀랐다. 대변의 상태가 눈에 띄게 좋아졌기 때문이다. 예전에는 변비가 심했다. 변의 크기가 호두알 모양으로 작고 딱딱하며 수분이 부족했다. 과식과 폭식을 한 날에는 어김없이 묽은 형태의 설사를 했다. 그러나 쌀겨절임을 먹고 나서 변 모양이 변했다. 바나나, 소시지와 같은 부드러운 형태가 되었다. 변을 보고 나서 변기의 물을 내렸을 때도 변기 안은 흔적 없이 깔끔했다. 대장에 유익균이 많으면 음식이 장 속에서 부패하지 않는다. 음식물이 깨끗하게 소화되면 장이 깨끗하다. 대장을 깨끗하게 하면 화장실 변기를 청소할 일도 적어진다. 결국 화장실 변기 안의 모습을 보면 내 대장 안의 모습도 알 수 있다.

장내 환경을 개선하기 위해서는 장내 유익균을 늘리고 노폐물을 배출하는 것이 중요하다. 장내 유익균을 늘리기 위해서는 식물성 유산균을 충분히 섭취해야 하는데, 쌀겨절임에는 식물성 유산균이 많이 들어 있다. 일본의 대장질환 전문의 마츠이케 츠네오 박사는 쌀겨절임을 섭취하면 장운동이 활발해져 노폐물 배출을 촉진시킬 수 있다고 했다. 쌀겨절임은 정장 효과가 있어 장내 환경을 정돈하여 면역력을 높이고, 위장 기능을 개선시켜 소화를 원활하게 한다. 대장암을 예방하고, 신진대사를 촉진하며, 다이어트 효과도 있다.

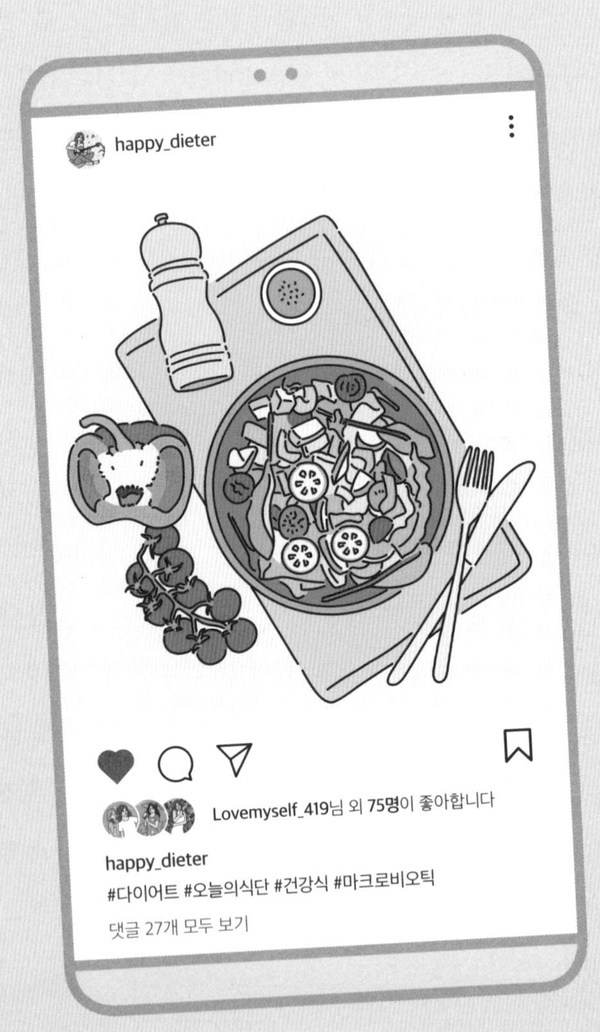
happy_dieter
Lovemyself_419님 외 75명이 좋아합니다
happy_dieter
#다이어트 #오늘의식단 #건강식 #마크로비오틱
댓글 27개 모두 보기

쌀겨절임은 어떻게 만들까?

내가 평소에 쌀겨절임을 만드는 법을 소개한다. 우선 쌀겨 된장을 만들어야 한다.

쌀겨 된장을 만들기 위해 쌀겨 1kg, 소금 2컵, 물 4컵, 야채 부스러기를 준비하자.

첫째, 물 4컵에 소금 2컵을 넣는다. 끓여 식힌 후 쌀겨를 넣고 고루 섞는다.

둘째, 뚜껑이 있는 법랑 혹은 플라스틱 용기에 소금물에 반죽이 된 쌀겨를 넣는다. 그리고 깨끗이 씻은 야채 부스러기를 넣는다. 야채 부스러기는 파 뿌리, 양배추의 심 부분 등 야채를 다듬고 남은 것이면 뭐든지 좋다. 용기 뚜껑을 잘 덮어 어둡고 바람이 통하는 곳에 일주일 정도 둔다.

셋째, 일주일 후 야채 부스러기를 꺼낸다. 맛있게 발효된 쌀겨 된장이 완성된다.

이렇게 만든 쌀겨 된장은 한번 만들면 1년 내내 두고 먹을 수 있다. 그때그때 먹고 싶은 야채를 쌀겨 된장에 넣어 먹으면 된다.

쌀겨 된장과 야채가 준비되었다면, 이번에는 쌀겨절임을 만들어보자.

첫째, 야채를 씻어 준비한다. 초보자는 당근, 무, 순무, 오이 등 절이기 쉬운 야채부터 시작한다. 쌀겨절임에 적합하지 않은 야채는 거의 없다. 다양한 야채로 쌀겨절임에 도전해보자.

둘째, 쌀겨 된장에 야채를 묻는다. 용기 뚜껑을 덮는다.

셋째, 무, 당근과 같이 딱딱한 땅속 야채는 대략 12시간 정도 묻어두면 적당하다. 오이, 가지 등 땅 위에서 자란 야채는 4시간 정도 묻어두면 간이 알맞게 든다.

넷째, 쌀겨 된장을 물로 씻어낸다. 야채를 먹기 좋은 크기로 자른다. 완성이다.

소화와 흡수를 돕는 생명 밥상으로 대장미인이 될 수 있다

현대인들은 전통 식생활에서 벗어나 육식을 즐기게 되면서 각종 성인병에 노출되기 시작했다. 동양인은 대장의 길이가 길고 췌장 기능이 약해 동물성 단백질을 소화하기 쉽지 않다. 마크로비오틱은 자연사상과 음양원리에 바탕을 두고 통곡물과 채소로 영양 밸런스를 맞추는 건강한 식습관이다. 마크로비오틱 식습관을 실천함으로써 건강한 몸, 아름다운 피부, 맑은 정신을 가질 수 있다. 요즘 마크로비오틱 식습관은 건강한 라이프스타일로 동양뿐만 아니라 유럽과 미국 등 세계 곳곳에서 인정받고 있다. 니콜 키드먼, 톰 크루즈, 마돈나, 기네스 펠트로 등 할리우드 스타들도 즐겨 먹는 건강식이다.

마크로비오틱은 새로운 식습관이 아니다. 어려워할 필요가 전혀 없다. 어릴 적, 할머니가 혹은 엄마가 차려주시던 밥상을 찬찬히 떠올려보자. 그것을 재현하려고 노력하면 된다.

오늘부터 자연을 '엣지 있게' 통째로 먹어보자. 쌀겨절임을 먹는 사람의 대장은 빛난다.

따뜻한 장을 위한 습관, 카레

"인도에 카레는 없습니다. 집마다 다른 레시피가 있을 뿐이죠. 카레에 들어가는 건 마살라라는 향신료입니다. 마살라는 우리의 정신이자 경험입니다."

요식업계의 대부 P씨는 글로벌 음식을 소개하는 한 프로그램을 진행하며, 매회 한 가지씩 글로벌 음식을 선정해 그 음식이 어떻게 '국민 음식'이 되었는지 소개했다. 2021년 방송된 카레 편에는 인도 음식 전문가가 나왔다. 그는 카레에 들어가는 향신료는 단순한 식재료가 아니라 인도 사람들의 '정신'이라고 했다.

일본에 쌀겨절임이 있다면 인도에도 그 가정 특유 어머니의 손맛이 존재한다. 인도의 주부는 카레 파우더를 매일매일 자기 손으로 직접 만든다. 요즘에는 슈퍼에서 파는 카레 파우더를 사용하기도 하지만 결코 그대로 사용하지 않는다. 가족의 취향, 건강 상태에 따라 여러 향신료를 추가해서 사용한다. 종합 조미료라는 의미에서 인도의 카레는 한국의 된장에 해당하지 않을까?

"100명 중 1명만이 만들 수 있는 고급 요리보다 100명이면 100명 모두 만들 수 있는 카레가 좋아."

일본 만화 『화려한 식탁』의 주인공, 카레 요리사 마키토의 말이다. 100명이면 100명이 모두 만들 수 있는 요리, 카레는 어린아이부터 어른까지 많은 사람들이 좋아하는 음식이다. 사람에 따라 혹은 나라에 따라 '커리'로도 불리지만 우리에게는 카레라는 단어가 친숙하다. 커리라는 이름은 남인도와 스리랑카의 '카리(kari)'라는 단어에서 유래했다. 영국이 인도를 식민 지배할 시절, 영국인들이 자신들의 입맛에 맞게 향신료에 채소와 고기를 넣어 끓인 음식을 커리라고 불렀다. 커리는 19세기 영국 해군을 통해 일본에 소개되었고 이때 커리의 일본식 발음인 카레로 불리게 되었다. 일본인의 입맛에 맞게 조리법도 바뀌었다. 밥과 곁들여 먹을 수 있도록 카레 파우더에 밀가루와 버터를 볶아 걸쭉하게 루(roux)를 만들었다. 우리나라에는 일제 강점기에 처음으로 일본식 카레가 유입되었다. 그 후, 1969년 한 식품 회사가 가정용 즉석 분말 카레를 출시하면서 대중화되었다.

우리가 먹는 카레의 효능은 무엇일까?

카레는 향신료의 보물 창고다. 카레는 커큐민, 강황, 후추, 계피, 겨자, 생강, 마늘, 박하 잎, 칠리페퍼, 정향 등 20여 가지의 재료를 섞어 만든 복합 향신료이다. 예로부터 인도 사람들은 카레가 소화계 질환 개선에 만능이라고 믿었다. 실제 대부분의 향신료에 위 정장 효과가 있다. 또한 카레는 대표적인 건강식품이다. 카레에 들어 있는 향신료는 혈액순환을 개선하고 신진대사를 좋게 한다. 그리고 몸을 따뜻하게 한다.

2020년 시장조사업체 버즈백이 '미국인이 가장 먹어보고 싶어 하는 5대 건강 기능 성분'에 대해 조사한 결과 1위에 커큐민이 선정되었다. 커큐민은 카레의 주재료인 강황에 들어 있는 성분이다. 다이어트와 건강을 위해 빅토리아 베컴, 기네스 펠트로 등 미국 유명 연예인들은 노란 강황이 들어간 '골든 라떼'를 즐겨 마신다. 커큐민은 국내에서도 인기가 많다. 강황 젤리 등 먹기 쉬운 형태로 가공되어 영양제로도 판매되고 있다. 최근 제주도의 한 고깃집에서는 커큐민을 넣어 구워낸 '커큐민 흑돼지' 메뉴를 홍보했다.

커큐민은 강력한 항산화 효능을 가진 폴리페놀 성분으로 활성산소를 없애준다. 커큐민은 관절이나 만성 통증을 완화하고 억제하는 데 효과적이므로 관절염 환자의 진통제로 좋다. 커큐민의 항산화, 항염증 작용으로 노인의 인지능력도 개선할 수 있다. 인도와 방글라데시의 치매 환자의 비율은 미국의 1/4 정도로 굉장히 낮다. 그 이유는 생활 속에서 향신료를 자주 먹기 때문이다. 그뿐만 아니라, 커큐민은 두뇌 발달과 기억력 향상에 도움이 되어 성장기 어린이, 청소년들에게도 좋다.

방글라데시는 아열대 기후이다. 방글라데시에서 살다가 귀국한 첫해 겨울은 정말 견디기 힘들었다. 항구 도시의 겨울바람이 살을 에는 듯했다. 수족냉증도 심했다. 그때마다 방글라데시에서 기념으로 사 온 향신료를 넣어 카레를 만들었다. 신기하게도 카레를 먹으면 손발이 따뜻해졌다. 카레를 먹고 나서는 장운동이 활발해져서 화장실에도 자주 갔다. 카레를 먹으면 정말 혈액순환과 신진대사에 효과가 있는 것일까?

인도뿐만 아니라 일본에서도 몸이 차가운 사람들에게 카레를 추천한다. 일본약과대학의 데이 무네테쓰 교수는 카레와 카레 유사식을 냉증 여성들에게 먹인 후 몸의 표면 온도와 심부 온도를 측정했다. 그 결과, 카레를 섭취한 사람들의 체온은 모두 상승했고 90분이 지난 뒤에도 체온이 변하지 않았다. 유사 카레를 섭취한 사람들의 체온은 잠시 올랐으나 곧 원래대로 되돌아갔다.

카레에 들어 있는 강황은 따뜻한 성질을 가지고 있어 체온을 높

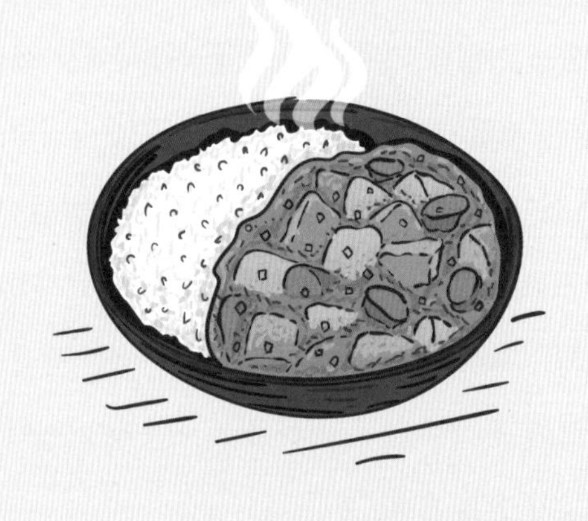

따뜻한 장 건강을 위해

나만의 카레 만들기에 도전해보면 어떨까?

이는 데 효과적이다. 생강 역시 냉증 개선 효과가 있기 때문에, 카레에 생강을 조금 다져 넣거나 생강가루를 뿌리면 몸을 더욱 따뜻하게 할 수 있다. 카레는 여성의 생리통, 생리불순을 치료하는 데도 효과적이다. 생리통과 생리불순의 원인은 어혈이다. 어혈이란 체내 혈액이 온몸을 제대로 순환하지 못하고 한곳에 정체된 상태를 말하는데, 카레의 주재료인 강황은 어혈을 푸는 효능이 있다.

향신료는 장을 따뜻하게 하는 대표적인 식재료이다

"건강을 지켜라. 몸은 영혼이 머무는 곳이다." 인도 속담이다. 인도는 대부분의 지역이 열대 기후에 속하는 아주 더운 나라이다. 향신료는 단순히 맛과 향, 음식 색깔을 내기 위한 첨가물이 아니다. 열대 기후에서 향신료는 음식이 쉽게 상하는 것을 막아준다. 약이나 건강식품으로도 활용된다. 향신료는 카레를 비롯한 음식뿐만 아니라 과자나 음료에 첨가되기도 한다.

방글라데시에서는 우기에 스콜을 자주 만난다. 이때, 잠시 비를 피하고자 노점 찻집에서 유리잔 혹은 도기 잔으로 차를 들이켜는 남성들을 볼 수 있다. 이 차는 무엇일까? 비로 으슬으슬해진 몸을 한순간에 녹이는 '마살라 차이'다. 마살라 차이의 '마살라'는 '향신료가 가득한'이라는 뜻이라고 한다.

"카레에 특별한 비법은 없어."

방글라데시에 살 때 식사 시간이 가까워지면 온 동네에 카레 냄새가 가득했다. 내가 살던 집 아래층에는 대가족이 살았는데, 그 집 아주머니가 만드는 생선 카레가 일품이었다. 나는 그녀에게 훌륭한 생선 카레를 만드는 비법에 대해 물었다. 그녀는 카레를 만드는 특별한 비법은 없다고 했다. 그저 각 가정의 손맛에 달려 있을 뿐이라고 했다. 카레에 어떤 향신료와 재료를 넣을 것인지는 전적으로 본인의 선택이다. 이게 카레의 매력이다. 카레 파우더에 자신에게 맞는 향신료를 추가하여 나만의 카레를 완성해보자. 쉽고 간편한 방법으로 몸이 따뜻해지는 카레를 만들 수 있다. 향신료는 아직 우리에게 익숙하지 않다. 그 사용법에 대해 모르는 사람도 많다. 그렇다고 향신료를 직접 구할 필요는 없다. 시판되는 카레 가루에도 향신료가 충분히 들어 있기 때문이다.

음식으로 못 고치는 병은 약으로도 고칠 수 없다. 평소 어떤 음식을 먹느냐는 몸 상태뿐만 아니라 정신 상태에도 큰 영향을 미친다. 카레는 영양 만점의 매력 덩어리이다. 따뜻한 장 건강을 위해 나만의 카레 만들기에 도전해보면 어떨까?

우리 몸의 가장 좋은 의사는 식습관이다

"건강은 우리가 어떤 음식을 먹느냐에 달려 있다."

프랑스의 철학자 몽테뉴의 말이다. 아무 생각 없이 배 속에 무엇인가를 마구 집어넣을 때 질병과 비만이 시작된다. 왜 우리는 '먹는 것'으로 고통을 겪을까? 아무거나, 아무 때나 먹으면서 우리 몸이 본래 가진 건강함과 아름다움을 잊고 사는 것은 아닐까? 건강은 몸과 마음이 편안하고 조화로운 상태를 뜻한다. 몸이 편안해도 마음이 편안하지 않다면 건강한 상태가 아니다. 마음이 편안해도 몸이 편안하지 않다면 그것 또한 건강한 상태가 아니다. 좋은 식습관을 실천하면서 자기 몸과 마음이 편안한 상태와 때를 알아야 한다. 그래야 비로소 건강하고 아름다워질 수 있다.

내가 청소년이었던 1990년대에 우리 집은 여느 대한민국의 평범한 가정과 다름이 없었다. 매일 우리 집 밥상에서 볼 수 있었던 것은 밥, 국, 김치 그리고 몇 가지 반찬이었다. 가끔 생선이나 소고기, 돼지고기가 올라오기도 했지만 대체로 소박하고 간단한 식사를 했다. 정해진 식사 시간 이외에 음식을 먹는 일도 드물었다. 간식으로 제철 과일을 먹는 정도였다. 현미가 아니라 백미였던 것만 제외하면 어릴 적 엄마표 밥상은 밥, 국, 채소 반찬 중심의 나름 마크로비오틱 식단이었다. 집 근처 시장에서 사 온 식재료로 만든 국과 반찬은 제 계절을 벗어나는 법이 없었다.

재택근무를 하고 단기간에 체중이 10kg이나 증가했을 때, 나는 물론 가족들도 충격을 받았다. 우리 가족 중에는 비만도 없고 깡마른 사람도, 특별한 질병을 앓고 있는 사람도 없었기 때문이다. 모두 같은 연령대 다른 사람들보다 키도 크고 건강한 편이었다.

먹거리와 먹는 방법을 고민하기 시작하다

체중이 급격하게 늘어나기 전까지는 먹거리에 신경을 쓴 적이 없었다. 먹는 방법에 대해서도 특별히 고민해본 적이 없었다. 나에게 먹는다는 것은 에너지를 내는 행위, 그게 다였다. 맛집을 찾아다니는 미식가도 아니었고 철이 바뀔 때마다 보양식을 챙겨 먹는 타입도 아니었다. 밥, 국, 김치 위주의 집밥을 주로 먹었고 잔병치레 없이 거의 비슷한 체중을 유지했다. 이런 내가 식습관에 주목하기 시작한 이유는 무엇일까? 장 건강이 나빠지고 체중이 급격히 증가하자, '먹는 것'은 삶의 시작이자 근본이라는 것을 알게 되었기 때문이다. 장 건강을 개선하고 체중을 감량하기 위해 먹거리와 먹는 방법에 대해 고민하기 시작했다.

몸과 마음을 편안하게 하는 식습관이 절실했다

음식은 내 몸의 가장 좋은 의사가 되어야 한다. 그리고 좋은 식습관은 내 몸과 충분히 대화하는 것에서 시작된다. 그래야 나의 체질과 컨디션에 맞는 방법을 찾을 수 있다. 좋은 식습관을 찾기 위해 가장 먼저 한 일은 내 몸에 대해 공부하고 기록하는 것이었다.

기록 습관으로 삶을 변화시킬 수 있다. 심리학자 켈리 맥고니걸은 어떤 행위를 선택한 순간을 돌이켜보는 일이 중요하다고 말했다. 자신이 언제 중요한 결정을 했는지, 혹은 어떤 식으로 그럴듯한 변명을 만들었는지 기록을 통해 돌이켜보는 일이 중요하다는

좋은 식습관은

내 몸과의 충분한 대화에서

시작된다.

것이다. 나는 언제 음식을 먹고 있는지, 기분이 어떠할 때 먹고 있는지 기록해보았다.

'시간이 되어서 먹는다', '심심하다고 먹는다', '우울하다고 먹는다', '스트레스 받는다고 먹는다'. 그동안 나는 불안함과 지루함을 달래기 위해 끊임없이 먹고 있었다. 배고픔을 위한 음식 섭취가 아니었다. 내가 배고프다고 믿는 상태는 사실 대부분 스트레스, 피로, 우울함, 짜증을 완화하기 위한 무언가가 필요한 상태였다. 결국 배가 고픈 건, 몸이 아니라 마음일 수도 있다. 건강해지기 위해서는 몸과 마음 모두를 편안하게 하는 식습관이 절실했다. 매일 먹은 음식을 사진으로 찍었고, 먹은 음식뿐만 아니라 내 몸의 상태, 기분, 체중, 배변 등을 열심히 기록했다. 한동안 기록한 결과를 토대로 3가지를 실천해보기로 했다.

먼저, 장을 비우기로 했다. 나는 스트레스성 과식과 폭식이 심했다. 그래서 영양을 채우기보다 비우는 일이 시급했다. 다이어트의 근본 원리는 '적게 먹고 많이 움직이는 것'이다. 나는 활동량을 늘리는 데는 한계가 있었다. 그래서 공복의 힘을 활용하기로 했다. 일상생활에서 쉽게 꾸준히 할 수 있는 방법을 찾았다. 아침 공복부터 시작했다. 그 후 단계적으로 공복 시간을 늘렸다. 결국 공복 시간을 활용하는 일은 일석삼조였다. 질병을 멀리하고 날씬한 몸매를 유지하며 젊음도 지킬 수 있었기 때문이다.

다음으로, 나에게 맞는 먹거리와 먹는 방법을 찾았다. 적정 체중을 유지하던 본래의 건강한 일상생활로 되돌아가는 데 초점을 맞췄다. 어릴 적 엄마가 해주신 간소한 밥상을 기억해냈다. 원래 가진 위장의 크기에 맞게 식사량을 줄였다. 또한 음식의 소화와 흡수를 돕기 위해 씹는 횟수를 늘렸다. 그리고 마크로비오틱을 배웠다. 마크로비오틱은 '이건 먹어야 하고, 저건 먹지 않아야 한다'는 건강법이 아니다. 마크로비오틱은 기본적으로 통곡물 중심의 채식을 권장한다. 그러나 자신의 체질에 맞게 필요한 것만을 취하면 된다.

마지막으로, 장 건강에 좋은 음식을 만들어 먹었다. 나는 학업과 일로 인해 오랫동안 일본과 방글라데시에서 살았다. 두 나라에서 거주한 15년 동안 체중이 급증하거나 병원 신세를 진 적이 한 번도 없었다. 당시의 식습관을 기억해냈다. 일본 유학 시절 즐겨 먹던 쌀겨절임을 다시 만들어 먹기 시작했다. 체내 노폐물이 배출되고 신진대사가 좋아졌으며 변비가 없어졌다. 매일 화장실 가는 일이 즐거워졌다. 향신료를 듬뿍 넣은 인도식 수제 카레도 만들어 먹었다. 장이 따뜻해지고 배변 활동이 좋아졌다. 혈액순환이 좋아졌으며 자연스레 수족냉증도 개선되었다.

내가 실천한 식습관은 새롭고 특별한 것이 아니었다. 일상생활 속에서 매일 할 수 있는 일들이었다. 나 자신에 대해 충분히 분석

하여 나에게 맞는 방법을 찾았다. 이 방법은 생각보다 빨리 좋은 결과를 가져왔다. 몸이 건강하고 가벼워졌다. 잘 먹고, 잘 싸고, 잘 자게 되니 예전에는 상상도 하지 못했던 상쾌함을 느꼈다. 피로를 쉽게 느끼지 않게 되었다. 몸의 독소가 빠지니 피부가 맑아졌다. 체중은 자연스럽게 줄었다. 공복으로 장을 쉬게 하니 남아도는 혈액이 몸을 정화했다. 내 몸은 점차 회복되었다.

몸이 좋아지자 마음도 편안해졌다. 예전 같으면 화내고 분노했을 일에도 담담해졌으며 감정이 온화해졌다. 바쁠 때도 초조함을 느끼지 않게 되었다. 집중력이 향상되었고 긍정적으로 생각하게 되었다. 새로운 일에 도전하려는 의욕도 불끈 솟아올랐다.

올바른 식습관으로 몸과 마음이 편안해진다

나쁜 식습관을 버리고 좋은 식습관을 만들기 위한 나만의 기록을 바탕으로 나에게 맞는 방법을 처방할 수 있다. 그렇게 하여 적게, 천천히 그리고 즐겁게 먹는 습관을 들이면 된다. 좋은 식습관을 들이면 몸과 마음을 건강하게 유지할 수 있다. 몸과 마음이 건강하면 우리가 본래 가진 아름다움을 되찾을 수 있다. 식습관을 개선하고 나의 외형은 몰라보게 달라졌다. 거대하고 퉁퉁하던 몸의 군살이 정리되었다. 지긋지긋하게 나를 괴롭히던 얼굴의 거무칙칙한 기미도 사라지기 시작했다.

가장 많이 달라진 건 내 마음이었다. 그동안 가지고 있던 사고에 큰 변화가 생겼다. 이전보다 나를 소중히 여기는 마음을 가지게 되었다. 그동안 잠재기억 속에 머물고 있었던 내 진실된 모습과 생각도 기억해냈다. 스스로에게 솔직해졌다. 스스로를 대하는 마음이 달라지자 타인을 대하는 태도도 달라졌다. 타인에 대한 태도를 바꾸자 세상을 바라보는 시선도 달라졌다.

"세상을 바꾸려는 사람은 많아도 자신을 바꾸려는 사람은 많지 않다."

러시아의 소설가이자 사상가 톨스토이의 말이다. 배달의 민족이 안방을 점령하고 먹방이 인기를 누리는 우리의 시대, 장을 비우는 식습관으로 나를 먼저 바꿔보는 것은 어떨까? 올바른 식습관으로 장 디톡스를 해보자. 몸이 가벼워진다. 몸이 가벼워지면 마음도 편안해진다. 몸과 마음이 편안한 상태가 되면 인생도 디톡스할 수 있다.

우리 몸의 가장 좋은 의사는 식습관이다. 식습관을 관리해야 인생을 관리할 수 있다.

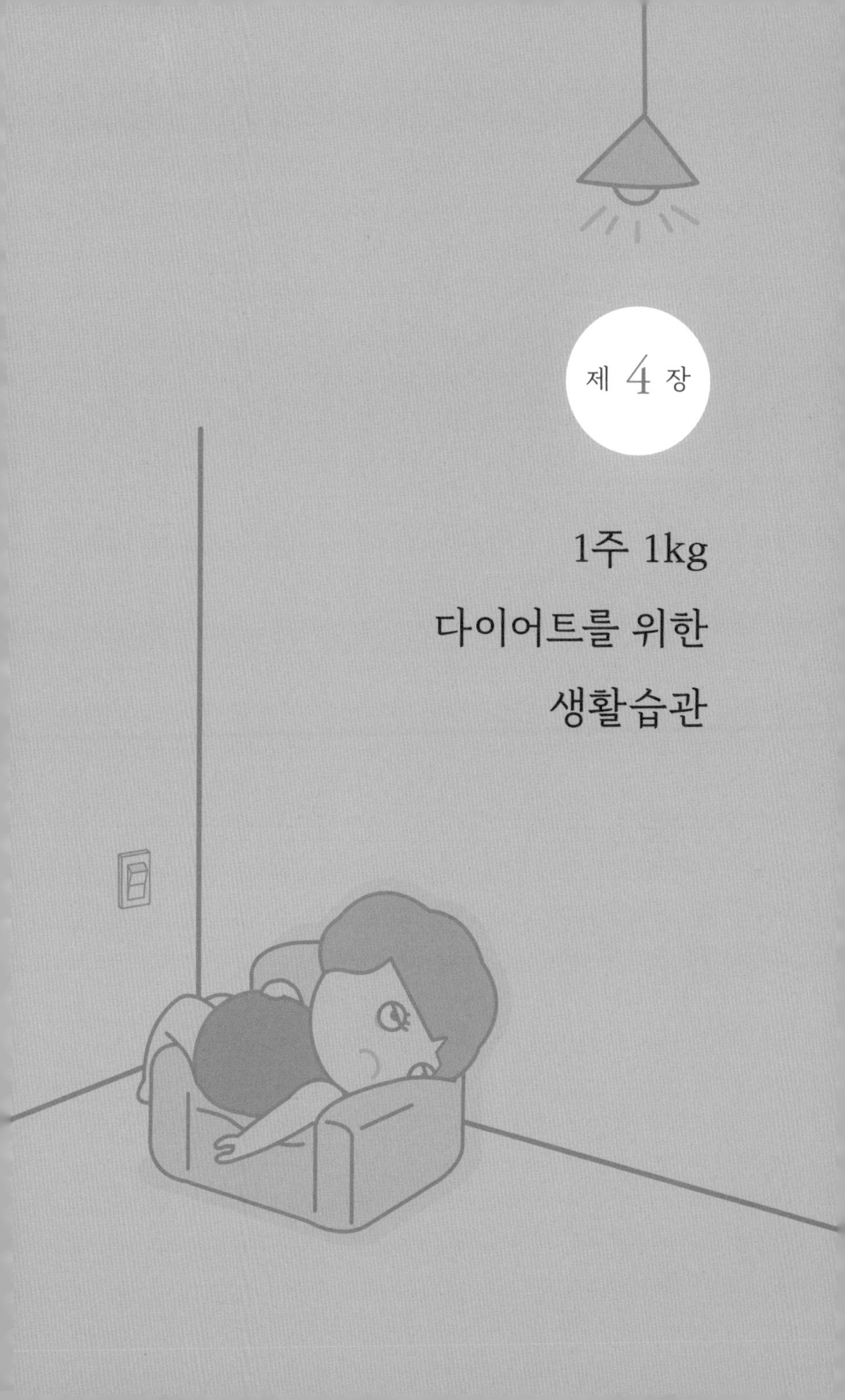

제 4 장

1주 1kg 다이어트를 위한 생활습관

몸의 건강은 유연한 바디에서 시작된다

엠마는 장시간 컴퓨터를 보며 근무한다. 그녀의 눈은 벌겋게 충혈되어 있다. 구부정한 허리에 등은 굽었다. 목은 앞으로 튀어나와 거북목 증상을 보인다. 햇빛에 거의 노출되지 않아 피부는 창백하다. 다리는 발목이 보이지 않을 정도로 퉁퉁 부어 있다. 한눈에 봐도 엠마의 건강에는 문제가 있다.

2019년 영국 행동미래학자인 윌리엄 하이엄 박사 연구팀이 '미래의 직장동료'라는 보고서를 발표했다. 미래 사무직 노동자들의 신체 구조에 어떤 변화가 찾아올지를 예측하는 보고서였다. 실물 크기의 사무직 노동자 인형 '엠마'도 소개되었다. 보고서에는 하루 평균 6시간 이상 앉아서 근무하는 사무직 노동자들이 자세를 바로 하지 않고 휴식과 산책을 하지 않는다면 머지않아 엠마처럼 신체가 변할 것이라고 경고했다. 연구팀은 엠마가 20년 뒤 우리의 현실이라고 예측한 것이다. 나는 엠마의 사진을 보면서 황급히 턱을 당기고 등과 허리를 꼿꼿하게 세웠다. 엠마의 모습이 혹시 내 모습이지 않을까? 눈이 번쩍 뜨였다.

미병, 다스리지 않으면 질병이 된다

'상공치미병'이라는 말이 있다. 그 뜻을 풀이하면, 좋은 의사는 병을 치료하지 않고 '미병'을 치료한다는 뜻이다. 병에 걸린 것은 아니지만 건강하다고 할 수 없는 상태를 동양의학에서는 미병이라고 하는데, 이러한 미병 상태를 잘 관리하는 것을 의사가 갖춰야 할 능력으로 여긴다.

한국한의학연구원과 한국갤럽이 2013년부터 2017년까지 세 차례에 걸쳐 한국인 1,100여 명을 대상으로 미병에 관한 설문을 실시했다. 응답자의 45%가 '미병' 상태, 39%가 '건강' 상태, 나머지 16%는 '질병' 상태로 나타났다. 사람들이 미병 상태로 호소하는 증상은 다양했다. 피로가 가장 흔했고 통증, 수면이상, 소화불량, 불안, 우울 등이 그 뒤를 이었다. 미병의 정확한 이유는 아직 밝혀지지 않았다. 하지만 노화, 생활습관, 스트레스 등이 주요 원인이 될 수 있다. 미병은 적절하게 관리하지 않으면 질병이 될 가능성이 높다.

"너도 내 나이 돼봐라."

사회초년생 시절, 직장 선배들은 마음은 청춘인데 몸이 안 따라준다는 말을 자주 했다. 나 역시 어느 순간부터 몸이 찌뿌둥했다. 컨디션이 조금 안 좋다 싶으면 어김없이 두통이 찾아왔다. 하지만 그런 상태에 대해 의문을 가져본 적이 없다. 그저 '나이가 들어가고 있구나'라고만 생각했다. '머리가 잘 안 돌아간다', '몸이 찌뿌둥하다', '늘 피곤하다' 등 몸에 나타나는 부조화는 단지 생물학적 노화 때문일까? 몸을 망가뜨리는 주된 원인은 바로 피로다. 피로는 근육과 신경을 과하게 사용한 나머지 신체 기능에 문제가 생긴 상태이다.

신경에는 자율신경과 중추신경이 있다. 피로를 느끼는 사람들 대다수는 자율신경과 중추신경이 모두 나빠진 상태다. 자율신경은 우리가 의식하지 않아도 자연스럽게 이루어지는 맥박, 호흡, 소화와 같은 활동을 담당한다. 자율신경은 교감신경과 부교감신경으로 구분된다. 기본적으로 낮에는 교감신경이, 밤에는 부교감신경이 우위를 차지한다. 과도한 스트레스 등으로 자율신경의 균형이 무너지면 교감신경과 부교감신경의 교대가 원활하게 이루어지

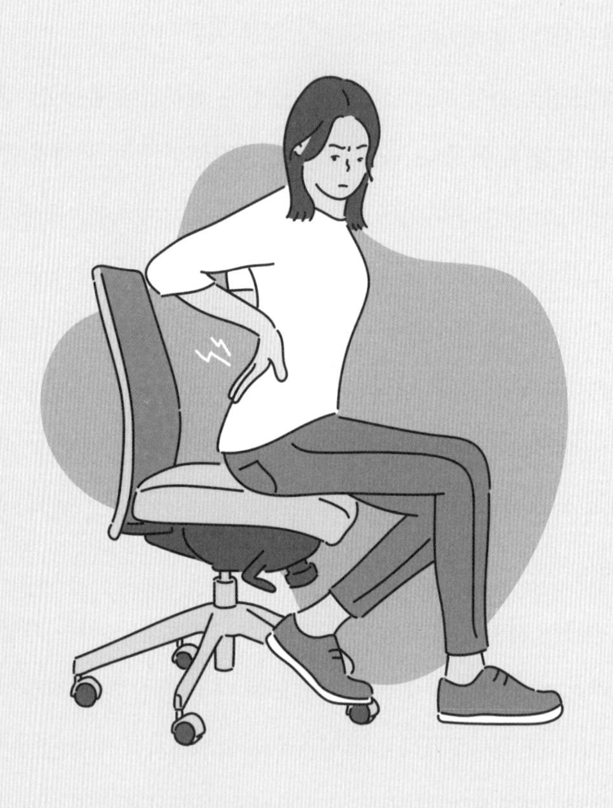

지 않는다. 이런 경우 컨디션이 좋지 않은 상태가 지속된다.

중추신경은 우리가 손발을 자유롭게 움직일 수 있도록 신체의 각 부위에 있는 말초신경에 명령을 내린다. 만약 몸의 균형이 틀어지면 중추신경과 말초신경 사이의 소통에 문제가 생긴다. 뇌에서 보낸 명령이 몸의 각 부위로 제대로 전달되지 않는 것이다. 이렇게 뇌와 몸의 소통이 원활하게 이루어지지 않을 때, 우리는 피로를 느낀다.

피곤하다는 느낌은 몸이 지르는 비명이다

피로의 근본적인 원인은 무엇일까? 바로 경직된 자세와 호흡이다.

먼저, 등이 굽으면 내장이 압박된다. 굽은 등으로 인한 몸의 부담은 나도 모르는 사이에 축적된다. 등이 굽은 사람들 대다수는 미병 상태이다. 새우등과 거북목은 온몸이 긴장된 상태이다. 몸의 긴장 상태가 계속 되면 근육이 굳는다. 그러면 혈액의 흐름이 나빠지고 근육에 산소 공급도 원활하지 못하게 된다. 결국 신진대사에도 문제가 생기고 쉽게 피로를 느끼게 된다.

다음으로, 『스탠퍼드식 최고의 피로회복법』에 따르면 얕은 호흡을 할 경우 체내 산소가 부족해져 피로를 쉽게 느끼게 된다. 피로가 쌓이지 않게 하려면 몸에 충분한 산소가 공급되어야 한다. 혈액 속의 영양과 산소가 신체 구석구석까지 골고루 전달되어야 몸 안의 세포는 활발한 활동을 시작한다. 복식호흡을 하면 위와 장을 자극하여 소화가 잘된다.

내 몸을 살펴보기로 했다. 나는 어려서부터 또래보다 키와 몸이 컸다. 큰 키와 몸을 숨기기 위해 늘 구부정한 자세를 취했다. 어깨가 말리고 등이 굽기 시작했다. 등이 굽으면 머리가 어깨보다 앞으로 나온다. 이러한 자세는 등이 새우처럼 구부정해 '새우등'이라고 한다. 그리고 원래 자연스러운 C자 곡선을 그려야 할 목뼈가 일직선이 된다. 이런 목 상태를 '일자목' 또는 '거북목'이라고 한다. 재택근무를 시작하면서 하루 종일 책상 앞에 앉아 있었다. 새우등, 거북목과 골반 틀어짐은 더 심해졌다. 몸의 한 부분이 틀어지니 순차적으로 다른 부분까지 틀어졌다. 횡격막이 경직돼 폐 윗부분으로만 숨 쉬는 흉식호흡을 하고 있었다.

오랜 시간에 걸쳐 축적되어온 근육의 긴장과 나쁜 자세가 내 몸에 상당한 부담을 주고 있었다. 경직된 몸으로 인한 미병 상태가 소리 없이 오랫동안 이어져온 것은 아닐까? 더 이상 미룰 수가 없었다. 미병 상태에서 벗어나 건강해지고 싶었다. 비틀어지고 굳은 몸을 바로잡고 싶었다.

유연한 몸 만들기에 집중해보자

먼저 호흡법 등 생활습관을 바꾸기로 했다. 호흡 연습은 시간과 장소에 구애받지 않고 언제 어디서나 할 수 있다. 깊고 천천히 심호흡하면 심박수와 혈압이 감소한다. 산소와 에너지가 신체 구석구석까지 충분히 공급된다. 천천히 편안하게 숨을 쉴 수 있게 되자 근육 긴장이 감소했다. 그러자 근육의 가동 범위가 넓어져서 유연성을 기르는 데 도움이 되었다. 또한 복식호흡을 하기 시작하니 몸의 압력이 높아져 몸의 중심이 안정되었다. 어느 한쪽으로 틀어지거나 치우치지 않은 최적의 상태가 되었다. 몸의 중심이 안정되니 중추신경의 흐름이 원활해졌다. 불필요한 움직임과 근육의 부담이 줄었다. 피로가 적게 쌓였다.

내 몸의 유연함이 최고의 능력이다

벽돌은 딱딱하고 단단하다. 망치로 때리면 금방 부서진다. 반면 대나무는 낭창낭창 바람에 쉽게 흔들린다. 그러나 망치를 휘둘러도 좀처럼 부러지지 않는다. 진짜 강한 사람은 부드럽다. 그 이유는 무엇일까? 유연하기 때문이다. 대나무처럼 이완된 상태로 지내보면 어떨까? 의외로 일이 잘 풀릴지도 모른다.

마음의 긴장은 몸의 긴장을 부르고 몸의 긴장은 마음마저 긴장하게 만든다. 마음을 안정시키는 데는 먼저 몸의 긴장을 푸는 것이 효과적이다. 몸의 불필요한 힘을 빼고 유연하게 하자. 좋은 생활습관으로 몸을 유연하게 했더니 마음도 유연해졌다. 몸과 마음이 유연해지면 결국 인생도 내가 원하는 방향으로 유연하게 흘러가게 된다.

모든 질병은 자연과의 조화를 깨뜨리는 데서 생겨난다고 고대 의사 히포크라테스는 말했다. 내 안에 있는 자연적인 힘이야말로 모든 병을 고치는 진정한 치료제이다. 질병을 없애고 싶다면 먼저 내 안에 있는 힘을 사용해보자. 자연적인 힘은 유연한 몸에서 나온다.

유연한 몸은 자세, 호흡, 걷기, 수면 등 기본 생활습관을 통해 만들어진다. 건강관리는 한번 취득하면 평생 쓸 수 있는 자격증이 아니다. 건강관리는 먼 곳에 있지 않다. 꾸준히 지속할 수 있는 생활습관을 찾는 데 있다. 내가 유연한 몸을 만들기 위해 실천했던 5가지 생활습관은 뒤에서 차례차례 상세히 소개할 것이다. 좋은 생활습관으로 유연하고 건강한 미래의 동료 엠마가 되어보는 것이 어떨까?

건강과 아름다움은 유연한 몸에 있다. 유연한 몸을 유지하는 힘은 생활습관 속에 있다.

새우등과 거북목이 대장을 죽이고 있다

소화가 잘 안 되는 P씨는 명치가 아파 내과를 찾았다. 원인은 굽은 등이었다. 스마트폰을 즐겨 하는 L씨는 두통으로 병원을 찾았다. 원인은 거북목이었다. 늘 다리를 꼬고 앉는 O씨는 앉았다 일어날 때마다 골반이 빠지는 통증을 느꼈다. 원인은 골반 틀어짐이었다. 이 모든 증상의 공통점은 무엇일까? 바로 '나쁜 자세'이다. 살이 쉽게 찌고 금방 피로해지는 등 몸 컨디션이 좋지 않은 사람들의 공통적인 문제 원인도 자세에 있다. 그 이유는 무엇일까?

우리 몸을 집 짓기에 비유해보자. 먼저, 기둥 역할을 하는 골격을 세운다. 그다음으로 벽을 세우고 시멘트를 바른다. 집은 기둥이 튼튼해야 안전하다. 기둥이 기울어지면 벽에 금이 가거나 심하면 벽이 아예 무너져 내릴 수 있다. 우리 몸도 마찬가지로 몸의 기둥인 뼈대가 반듯해야 아픈 데 없이 건강할 수 있다.

건강의 기본 원칙은 잘 먹고, 잘 싸고, 잘 자는 것이다. 이 3가지가 잘 이루어지도록 하는 것이 척추와 골반이다. 나쁜 자세의 원인은 척추와 골반의 불균형에 있다. 척추와 골반은 이어져 있기 때문에 한 부위가 무너지면 다른 부위도 영향을 받는다. 등 근육이 약해지면 등이 구부정해진다. 등이 굽으면 근육이 굳어버려 골반 유연성이 저하된다.

비뚤어진 척추와 골반 뒤틀림으로 인한 증상은?

먼저, 척추와 골반이 뒤틀리면 신경이 압박을 받아 자율신경에 문제가 생긴다. 혈액과 림프의 흐름이 나빠지기도 한다.

다음으로 등이 굽으면 소화기능이 저하된다. 굽은 등으로 흉곽이 압박을 받으면 폐가 충분히 부풀지 못한다. 산소 결핍 상태가 되면 횡격막이 산소를 보충하고자 움직이게 된다. 횡격막 움직임으로 위 입구가 제대로 닫히지 않아 위산이 역류한다. 림프 순환이 정체된다. 신진대사가 나빠지고 체내 노폐물이 원활하게 배출되지 않아, 살이 찌기 쉬운 몸이 된다. 골반이 뒤틀리면 장기가 압박을 받는다. 혈액 흐름이 나빠지고 호흡이 얕아진다. 그러면 쉽게 지방연소가 제대로 이루어지지 않는다.

마지막으로 우울증에 걸리기 쉽다. 등이 굽으면 근육이 경직된다. 뇌의 기능과 자율신경 기능을 저하시킨다. 교감신경이 우위인 상태가 지속되면 초조함을 느끼거나, 우울증이 나타난다.

초등학생 때까지는 여학생이 남학생보다 성장과 발육이 빠르다. 한 반에 50명이 넘었던 시절, 나는 우리 반에서 키와 덩치가 제일 컸다. 또래 친구들보다 크다 보니 몸을 움츠리기 시작했다. 어깨가 말리고 등이 굽기 시작했다. 구부정한 자세가 몸에 배었다. 자세가 좋지 않다는 이야기를 학창 시절 내내 들었다. 구부정한 자세가 지속되면 목부터 어깨, 등, 가슴에 이르는 근육의 유연성이 떨어진다. 몸이 뻣뻣하게 굳어버린다. 굳은 근육을 풀지 않으면 굽은 등은 더욱 심해진다.

새우등 상태를 그대로 두면 머리는 점점 앞으로 나온다. 나는 성인이 되어서도 오래 앉아서 책을 읽거나 컴퓨터를 했다. 재택근무를 하면서 바디라인은 더욱 무너졌다. 컴퓨터 모니터를 보느라 등을 굽힌 채 목을 쭉 내미는 것이 습관이 되었다. 과식과 폭식 등 나쁜 식습관과 함께 나쁜 자세로 인해 장이 피로해졌다. 새우등 자세를 교정하면 거북목도 점차 완화될 수 있다. 장 건강을 위해 자세를 교정하기로 했다.

척추와 골반을 교정하기 위한 나만의 실천 방법

자세 교정은 인식하는 것에서 시작한다. 첫째, 매일 "등을 펴자", "골반을 바로 하자"라고 스스로에게 3번 외쳤다. 새우등, 거북목, 골반 틀어짐은 고칠 수 있다. 무엇보다 중요한 것은 자세를 고치려는 본인의 의지이다. 매일 아침에 일어나면 거울 앞에서 "등을 펴자! 등을 펴자! 등을 펴자!", "골반을 바로 하자! 골반을 바로 하자! 골반을 바로 하자!"라고 소리 내어 선언했다.

둘째, 스트레칭하면 근육의 긴장이 완화되고 관절의 움직임이 좋아진다. 혈액순환이 좋아지고 균형 잡힌 몸매를 유지할 수 있다. 간단하고 쉬운 동작부터 시작해 단 5분이라도 매일 꾸준히 스트레칭을 했다. 코어는 몸의 균형을 잡아주는 속근육이다. 우리 몸의 모든 움직임의 근원지가 코어다. 코어가 안정되면 몸의 중심이 강화된다. 척추 질병을 예방하고 운동 능력이 높아진다. 척추와 골반을 위해 내가 실천한 '브릿지 자세'와 '나비 자세'를 소개한다.

먼저 코어 운동을 처음 접하는 사람들에게 추천할 수 있는 동작은 브릿지 자세이다. 브릿지 자세는 교각처럼 몸의 양 끝을 지탱하여 연결하는 운동이다. 상체와 하체를 동시에 단련시킬 수 있는 최고의 전신 운동이다. 이 자세는 몸을 탄탄하게 만들고 코어 근력을 기르는 데 도움이 된다. 바르게 누워서 무릎을 90도 정도 구부려 발을 바닥에 밀착한다. 엉덩이를 위로 들어 올려준다. 엉덩이를 위로 들면 중력에 대항하는 힘이 들어간다. 엉덩이, 허리, 등과 같은 척추 주변의 코어근육들이 자연스럽게 활성화된다.

다음으로 나비 자세이다. 이 자세는 나비의 날개가 활짝 펴진 것처럼 골반이 벌어지는 자세이다. 나비 자세는 골반과 고관절을 풀어준다. 앉아서 다리를 벌린다. 등을 펴고 상체를 숙인다. 골반과 고관절이 벌어진다. 척추가 펴지면서 균형이 잡힌다. 호흡을 따라 아랫배와 괄약근이 수축과 이완을 되풀이하게 된다. 에너지 순환이 원활해지고 내부 장기 기능이 활발해진다.

자세가 좋으면 살집이 달라진다

톱 모델 Y씨는 말했다. 아무리 날씬해도 등이 고양이처럼 구부정하면 왠지 볼품없고 피곤함에 찌들어 보인다. 바르고 곧은 뼈대 위에 살이 붙어 있고 군살 없는 체형, 이것이 우리가 원하는 아름다운 모습이 아닐까? 몸의 불균형에는 여러 가지 원인이 있지만 무엇보다도 각자의 생활습관이 연관되어 있다. 무심코 취하는 자세 습관이 새우등과 거북목으로 이어진다. 단번에 바뀌지는 않겠지만 그것을 인식하는 과정에서 내 몸에 조금 더 집중하게 된다.

장 건강을 지키고 날씬하고 예쁜 몸을 만드는 일, 그 첫걸음은 척추와 골반을 바로잡는 일이다. 척추와 골반 바로 세우기는 일상생활에서 조금만 신경을 써도 가능한 일이다. 자세를 바로 하면 내장 질환뿐만 아니라 어깨 결림, 요통, 두통 등이 개선된다. 키가 커 보이는 것은 물론 자신감마저 샘솟는다. 허리를 세우고 가슴을 펴고 머리를 곧게 유지하는, 즉 자세가 꼿꼿한 사람들은 매력적이다.

새우등과 거북목이 대장을 죽이고 있다. 장 건강은 꼿꼿한 척추와 유연한 골반에서 나온다.

호흡만 잘해도 날씬하고 예뻐질 수 있다

"너 요즘 무슨 운동 하니?"

"숨쉬기 운동만 몇십 년째야!"

먹는 일은 모두가 중요하다고 생각한다. 하지만 호흡은 너무 자연스러운 일이기 때문에 오히려 그 중요성을 잊고 산다. 우리 몸은 음식으로 받아들인 영양소와 호흡으로 받아들인 산소를 바탕으로 에너지 대사를 한다. 밥은 몇 끼 굶어도 생명에 지장이 없다. 그러나 숨은 단 몇 분만 못 쉬어도 뇌와 심장의 활동이 멎는다. 그만큼 호흡은 우리가 행하는 가장 중요한 활동이다.

"호흡하세요, 호흡하세요, 호흡하세요."

요가 교실 첫날, 선생님은 내 호흡이 너무 짧고 얕다고 지적했다. 지금껏 살아오면서 호흡에 대해 신경 쓴 적이 없었다. 그런데 요가 교실에서 내가 질이 낮은 호흡인 '흉식호흡'을 하고 있다는 것을 처음으로 알게 되었다. 호흡이 빨라지고 얕아지면 공기를 충분히 받아들이지 못하게 된다. 한 호흡이 끝나고 다음 호흡이 시작되기 전에 잠시의 여유도 없으므로 몸의 근육들이 과도하게 긴장된다. 호흡 방식은 우리의 삶에 영향을 준다. 호흡을 자연스럽게 할 수 있으면 극심한 정신적 스트레스에서도 평정심을 유지할 수 있다. 호흡은 내가 그동안 어떻게 살아왔는지를 반영하고 있었다. 여유 없는 생활이 육체와 마음의 건강에 부정적인 영향을 미치고 있었다.

가슴으로 하는 호흡,
배로 하는 호흡

자신이 어떻게 호흡하는지 주의를 기울이는 것만으로도 변화를 가져올 수 있다. 편안하게 숨을 들이쉬고 내쉬어보자. 이번에는 한 손을 가슴에, 한 손을 배꼽 위에 얹은 채 숨을 쉬어보자. 양손을 통해 가슴과 배의 움직임을 느낄 수 있을 것이다. 호흡할 때 가슴과 배 중 어느 부위가 더 많이 움직이는지 관찰해보자. 대부분이 아기 때는 복식호흡을 하다가 성장하면서 흉식호흡으로 바뀐다.

숨을 쉴 때 배가 풍선처럼 부풀어 오르면 복식호흡, 가슴이 넓어지면서 부풀어 오르면 흉식호흡이다.

공포영화에서 겁에 질린 사람이 어깨를 들썩이며 숨을 몰아쉬는 장면을 본 적이 있는가? 흉식호흡을 하면 숨을 쉴 때 들어오고 나가는 공기의 양이 부족해지기 쉽다. 그래서 짧고 얕은 호흡을 하게 되고, 부족한 호흡량을 보충하기 위해 과호흡을 하게 된다. 그러면 보조호흡 근육들이 필요 이상으로 사용된다. 근육이 긴장되어 자세가 구부정해진다. 거북목 증상이 나타난다. 어깨와 목이 이어지는 부분에 승모근이 산처럼 솟아오르기도 한다.

쌕쌕거리며 곤히 자는 아이를 보면 배와 흉곽이 리드미컬하게 들어갔다 나왔다 하는 복식호흡을 하고 있다. 호흡이 부드럽고 길다. 공기가 힘들이지 않고 들어갔다 나왔다 하는 동안 몸은 이완된 상태를 유지한다. 복식호흡은 배에 있는 근육을 움직여 하는 건강한 호흡 방식이다. 요가나 명상을 할 때는 복식호흡을 한다. 숨 쉬는 것만으로 심신 안정에 도움이 된다. 나는 요가 교실 첫 시간에 복식호흡을 하는 방법부터 배웠다. 익숙해질 때까지 매일 밤 과제로 자기 전 10분씩 복식호흡을 했다.

복식호흡은 다이어트와 건강에 어떤 효과가 있을까?

첫째, 복식호흡을 하는 것만으로도 장 마사지 효과가 있다. 숨을 깊이 들이마시면 폐가 확장되면서 횡격막이 아래로 내려가 횡격막 아래에 있는 장이 자극된다. 횡격막이 오르락내리락 움직이면서 위와 장을 자극해 소화가 잘된다. 림프액과 혈액의 흐름도 원활해진다. 면역력이 증진되고 혈액순환이 좋아진다.

둘째, 다이어트와 미용에 효과적이다. 폐 전체를 사용하면서 호흡하면 지방 연소에도 도움을 준다. 기초 대사량이 높아지고 체중감량에 도움이 된다. 또한 복식호흡은 얼굴선과 바디라인을 아름답게 해준다.

셋째, 스트레스를 완화한다. 스트레스가 쌓이면 가슴이 점점 닫히면서 호흡이 얕아진다. 호흡이 얕으면 체내 순환이나 혈액 흐름이 나빠진다. 복식호흡을 하면 부교감신경이 활성화되어 마음이 편안해진다.

많은 사람들이 복식호흡을 하는 방법을 잘 안다고 생각한다. 그러나 대부분 제대로 하지 못한다. 춤을 출 때도 호흡이 거칠면 동작과 맞지 않는다. 말하거나 노래 부를 때도 호흡이 제대로 이뤄지지 않으면 어색하다. 복식호흡을 습관화하기까지는 시간이 걸릴 수도 있다. 하지만 틈틈이 연습하다 보면 어느 순간 자연스럽게 복식호흡을 하고 있는 자신을 발견할 수 있다.

복식호흡은 어떻게 실천할까?

먼저, 한 손을 가슴에 대고 나머지 한 손을 횡격막이 위치한 상복부에 올려놓는다. 그다음 코를 통해서 숨을 깊게 들이마신다. 마치 풍선 하나가 복부에 있다고 생각하고, 풍선이 부풀어 오르는 것처럼 숨을 들이마시며 배가 볼록하게 커지게 한다. 마지막으로, 풍선 주둥이를 막고 바람을 서서히 빼는 것처럼 숨을 내쉬면서 복부를 수축한다. 보통 2~3초간 숨을 들이쉬고 2초간 숨을 참았다가, 5초에 걸쳐 입으로 천천히 숨을 내쉬어준다.

복식호흡이 익숙하지 않은 사람들에게 복식호흡을 익힐 수 있는 쉬운 방법 한 가지를 소개한다. 따뜻한 아메리카노를 마실 때 쓰는 얇고 넓적한 빨대를 활용해보자. 빨대를 입에 물고 빨대를 통해 숨을 들이마신다. 그런 다음 그대로 참는다. 다시 빨대를 통해 숨을 서서히 내쉰다. 이렇게 매일 15분 정도 연습해보자. 계단 오르기 운동도 복식호흡을 익히기에 좋다.

회원님,
호흡하세요!

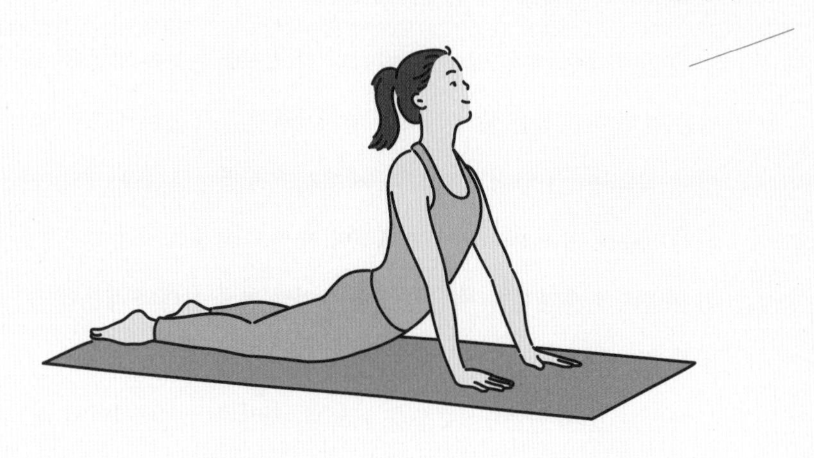

거기 회원님,
호흡하세요!

나는 평소에 흥분하는 사람들을 보면 외친다. "호흡하세요!" 가만히 숨을 들이쉬었다가 내쉬는 것을 반복했을 뿐인데 마음이 편해지는 것을 느낄 수 있다. 언제 어디서든 심호흡을 하면 몸과 마음의 건강과 균형을 유지할 수 있다.

"몸과 마음은 호흡으로써 대화한다"라고 평화운동가 틱닛한 스님은 말했다. 호흡은 몸과 생각을 일치시켜준다. 호흡이 깊으면 들이마시는 산소의 양이 많아진다. 게다가 부교감신경 우위 상태가 되기 때문에 몸과 마음이 편안해진다. 혈액의 흐름이 좋아지면 몸과 마음도 따뜻해진다. 호흡 방식은 우리의 마음 상태와 감정에도 영향을 미친다.

아침에 일어나면 복식호흡을 해보자. 복압이 오르내리면서 배 안에 있던 장기들도 깨어나기 시작한다. 복식호흡으로 유연하고 튼튼한 장을 만들 수 있다. 호흡의 울림을 귀로 들으면서 스트레칭하면 몸과 마음이 상쾌해진다. 일상생활 중에 잠시 시간을 내어 심호흡해보자. 복식호흡을 하면 마음이 편안해진다.

호흡만 잘해도 건강하고 날씬하고 예뻐질 수 있다.

몸속 청소기 림프를 깨우면 얼굴이 작아진다

개그우먼 J씨는 당장 모델을 해도 될 정도로 얼굴은 작고 몸매는 늘씬하다. 한때 그녀의 골반 튕기는 춤, 'Y 댄스'가 화제가 되었다. 일명 민망 댄스라고도 한다. 이 춤은 부기를 빼는 데 효과적이다. Y 댄스가 우리 몸의 림프절을 자극하기 때문이다. J씨가 Y 댄스를 추면서 손날로 세게 치는 그 부위가 바로 서혜부 림프절이다.

'몸이 붓고 살이 찐다', '쉽게 피곤하고 지친다', '장 기능이 떨어진다', '기미와 주름이 생긴다'. 이 증상들의 공통점은 무엇일까? 우리 몸의 림프가 막히면 나타나는 증상이다. 과거에는 몸을 쓰면서 먹고살았다. 반면 요즘에는 책상에 앉아 움직임이 거의 없는 하루를 보내는 사람이 많다. 몸의 움직임이 줄어들면 몸속 림프에 노폐물이 쉽게 쌓인다. 또한 각종 스트레스와 독소, 나쁜 생활습관으로 우리 몸에 쓰레기가 차곡차곡 쌓이게 된다. 과거에 비해 암 발병률이 높아졌다. 고혈압, 당뇨병 등 대사성 질환이 만연해졌다. 몸속 쓰레기가 많아진 탓이다.

몸속에 쌓인 쓰레기를 어떻게 치울까?

몸속 노폐물이 쌓이지 않도록 그때그때 청소해주면 된다. 림프순환이 원활하지 않으면 우리 몸은 꽉 막힌 도로와 같다. 따라서 림프순환을 원활하게 해야 한다. 림프절은 인체의 하수도이자 톨게이트이다. 여기만 잘 풀어줘도 부기를 없앨 수 있다.

림프순환에 문제가 생기면 부종과 피부 트러블이 나타난다. 나는 장기간 재택근무를 하면서 하루 종일 같은 자세로 일했다. 체중이 증가함은 물론 몸의 부기가 심해졌고 기미와 주름도 늘었다. 오랫동안 꼼짝하지 않고 같은 동작으로 몇 시간을 앉아 있는 자세는 몸을 뻣뻣하게 한다. 혈액순환과 림프순환이 잘 안 되면 신진대사가 원활하지 못하다. 붓는 증상이 나타난다. 또한 귀밑과 목의 림프절이 정체되어 노폐물이 배출되지 않으면 피부가 나빠진다. 부기와 몸속 노폐물을 줄이기 위해서는 어떻게 해야 할까?

림프는 몸속 노폐물을 제거해주는 체내 청소기다

혈액이 혈관을 따라 온몸을 순환하듯 림프액은 림프관을 따라 온몸을 순환한다. 림프는 음식을 통해 섭취한 영양성분을 운반하고 외부의 균으로부터 우리 몸을 보호한다. 림프는 몸속 노폐물을 제거해주는 '체내 청소기'라고 할 수 있다. 림프액이 원활하게 순환하면 피부의 염증과 부종을 완화할 수 있다. 림프순환을 원활하게 하기 위해서는 여러 개의 림프관이 모인 지점인 림프절을 마사지해 적절한 자극을 주는 것이 좋다.

림프의 집합인 림프절은 작게는 1mm에서 크게는 2cm 정도의 크기로 온몸에 500개 이상 분포되어 있다. 우리 몸에서 림프가 많은 부위는 목, 겨드랑이, 가슴, 복부 그리고 서혜부(팬티라인)이다. 정확한 명칭은 귀밑샘 림프절, 쇄골 림프 유입관(목뼈, 쇄골), 액와 림프절(겨드랑이), 복부 림프절, 서혜부 림프절(사타구니)이다. 이 부위들을 만져보면 뭉쳐 있거나 혹이 만져지는 경우도 있다. 이곳만 잘 공략해도 몸이 가볍고 날씬해진다. 각 부위를 아주 가볍게 마사지하면 된다. 림프는 피부 가까이에 있으므로 강한 자극은 오히려 순환을 방해할 수 있다.

내가 실천한 림프순환 마사지법

첫째, 장 림프절 마사지다. 복부, 특히 배꼽 주변에는 큰 림프절이 자리 잡고 있다. 장이 굳어 있으면 순환과 노폐물 배출이 원활하지 않다. 장 마사지는 굳어 있는 장을 풀어주고 기능을 활성화하여 변비를 예방할 수 있다. 장 림프절 마사지는 복부 속의 혈액을 펌프질 하여 신진대사를 촉진한다. 배꼽을 중심으로 양 손바닥을 포개어 오른쪽 복부 밑에서 시작해서 시계 방향으로 큰 원, 작은 원을 번갈아가며 그려준다. 같은 동작을 10회 반복한다. 반시계 방향으로도 10번 반복해준다. 아픈 부위는 부드럽게 돌려준다.

둘째, 액와 림프절(겨드랑이) 마사지다. 겨드랑이는 상체와 복부의 림프가 모두 모이는 곳이다. 겨드랑이를 약하게 때려주거나 주물러주기만 해도 효과 만점이다. 팔을 머리 위로 올리고 겨드랑이가 움푹 파인 부분을 손이나 공 등으로 가볍게 두드린다. 20~30회 정도 반복한 후 반대쪽을 두드린다. 다음으로 팔꿈치에서 겨드랑이까지 지그시 쓸어내린다. 10~20회 정도 반복한 후 반대쪽을 쓸어내린다.

셋째, 쇄골 림프 유입관(목뼈, 쇄골) 마사지다. 귀밑에는 작은 얼굴과 맑은 피부의 비밀이 숨어 있다. 이곳의 림프순환이 원활해지면 얼굴의 부기가 해소된다. 목을 살짝 돌리면 튀어나오는 근육이 있다. 흉쇄유돌근이다. 이곳을 제대로 풀어주지 않으면 각종 색소침착과 피부 트러블이 생긴다. 꼬집기와 문지르기를 하면서 흉쇄유돌근을 자극해보자. 아침에 일어나자마자 만져주면 효과가 좋다. 또 쇄골은 온몸에 흐르는 림프가 심장으로 가기 전 마지막으로 모이는 장소다. 두 손으로 쇄골 아래에 손가락을 대고 심장 방향으로 둥글게 굴려주면 깨끗한 혈액을 만드는 데 도움을 준다.

넷째, 서혜부 림프절(사타구니) 마사지다. 다리의 림프관들은 서혜부에 있는 림프의 허브를 지나 복부로 모여든다. 엎드린 상태에서 서혜부를 폼롤러로 문질러준다. 또는 바닥에 누워 공을 서혜부 사이에 올려놓고, 공이 빠지지 않게 하면서 다리를 천천히 올린 후 10~20초 정도 버틴다. 다음으로 양손으로 서혜부를 10~20초 정도 지그시 눌러준다.

림프순환 마사지를 하면 어떤 효과가 있을까?

먼저, 장 기능이 활발해지고 면역력이 향상된다. 림프는 신체 조직과 장기 등에서 나온 노폐물을 여과한다. 림프구를 만들어 몸속에 침입한 바이러스나 세균을 퇴치한다. 림프절은 자율신경의 지배를 받는다. 림프순환을 원활하게 하면 자율신경의 균형이 유지되어 정신이 안정된다.

또한 다이어트 및 미용 효과도 있다. 복부 림프순환 마사지는 전체적인 혈색을 개선한다. 다리의 림프관들은 서혜부에 있는 림프허브를 지나 복부로 모인다. 복부 림프절만 잘 풀어줘도 아름답고 슬림한 다리를 만들 수 있다. 겨드랑이 부분의 림프순환을 원활하게 하면 색소침착이 완화되고 팔뚝이 얇아진다. 목 림프순환 마사지를 하면 얼굴의 부기가 빠진다. 얼굴의 윤곽이 뚜렷해지고 크기도 작아진다.

림프순환 마사지로 건강하게 예뻐질 수 있다

림프순환 마사지는 죽은 세포가 몸속에 쌓이지 않도록 청소하는 과정이다. 림프 마사지 외에도 나는 종종 몸을 거꾸로 세운다. 그러면 몸속 기관들이 기울어져 피가 거꾸로 흘러 몸속 순환이 활발하게 일어난다. 물구나무서기는 전신 림프순환은 물론 소화에도 좋은 동작이다. 꼭 물구나무서기가 아니라 머리가 심장보다 낮아지는 자세여도 괜찮다. 또한 트램펄린 위에서 점프하는 것도 우리 몸의 림프를 깨끗이 하는 데 도움이 된다.

림프는 전신을 순환하면서 각 세포에 영양분을 공급하고 노폐물을 수거하는 청소부 역할을 한다. 림프는 다이어트의 핵심이며, 피부 미용과 노화에도 영향을 준다. 림프를 관리하면 날씬한 몸매와 동안뿐만 아니라 마음의 건강까지 얻을 수 있다. 옷을 벗고 나의 몸을 찬찬히 살펴보면 내 생활습관이 고스란히 나타난다. 두 손으로 복부, 가슴, 겨드랑이, 서혜부, 목 림프절 등 구석구석을 만져보자. 딱딱한 부위, 유난히 아픈 부위는 없는가? 그 부위를 잘 풀어주면서 림프순환 마사지로 하루를 시작해보자.

몸속 청소기, 림프를 깨우면 얼굴이 작아진다. 오늘의 부기, 내일로 미루지 말자.

걷기는 우리 몸의 보약이다

오랜 시간 앉아 있는 것은 건강에 좋지 않다. 호주의 좌식 행동 연구자 네빌 오웬은 '앉아 있는 습관이 당신의 목숨을 위협한다'고 한다. 또 미국에서는 앉아 있는 것을 '제2의 흡연'이라고 한다. 2014년 발표된 국민건강통계에 따르면 한국인이 하루 평균 앉아서 보내는 시간은 남성이 8시간, 여성이 7.8시간이다. 19~29세 젊은이가 앉아 있는 시간은 하루 평균 8.7시간으로 가장 길었으며, 30대는 7.6시간, 40대는 7.3시간, 50대는 7.1시간으로 나타났다.

핀란드 투르쿠대학교는 40~65세 64명을 대상으로 앉아 있는 시간과 대사 기능의 상관관계에 대한 연구를 진행했다. 연구팀은 참가자를 두 그룹으로 나누었다. 한 그룹은 하루에 앉아 있는 시간을 1시간씩 줄이게 했고, 다른 한 그룹은 평소 습관을 유지하게 했다. 3개월 후 연구팀은 참가자들의 공복 혈당과 혈압, 체지방률을 검사했다. 그 결과 앉아 있는 시간을 하루에 1시간씩 줄인 그룹은 그렇지 않은 그룹에 비해 공복 혈당, 인슐린 저항 등 심장 대사 지표들이 개선되었다. 간 기능 수치도 좋아졌다.

"추천해줄 만한 운동 있어?"

주위 사람들이 어떤 운동부터 해야 하는지 묻곤 한다. 나는 스스럼없이 '걷기'를 추천한다. 그러면 사람들은 실망한 표정을 짓는다. 심지어 그게 운동이냐고 하는 사람도 있다. 많은 사람들이 비싼 장비를 이용한 전문적이고 체계적인 운동만이 좋은 것이라고 생각한다. 하지만 걷기야말로 간단하면서도 언제, 어디서나, 누구나 손쉽게 할 수 있는 좋은 운동이다. 걷기는 몸에 부담을 주지 않으면서 전신을 조화롭게 사용할 수 있다. 특별한 부작용도 없다. 몸과 마음을 동시에 건강하게 유지할 수 있다.

걷기는 움직임과 운동의 기본이다. 바쁜 현대 생활에서 걷기만큼 간편하고 효율적이며 현실적인 신체활동은 없다. 걷기만 꾸준히 해줘도 우리 몸의 660개 근육 중 98%를 쓸 수 있다. 산소 섭취량은 늘고 노화 속도는 느려진다. 특히 걷기는 몸속에 있는 노폐물을 내보내고 혈액을 맑게 하는 손쉬운 방법이다.

걷기의 좋은 점은 무엇일까?

첫째, 걷기로 소화불량이 개선된다. 만성 소화불량, 과민대장증후군은 현대인을 괴롭히는 질병 중 하나다. 우리는 걷는 동안 복부의 코어근육을 이용한다. 식후 걷기는 복부 근육을 자극하여 위장운동을 활발하게 함으로써 소화를 돕는다.

둘째, 만성 변비가 개선된다. 매일 규칙적으로 걸으면 대장 활동이 촉진된다. 아침에 일어나서 물을 마신 후 걸으면 그 효과는 더 올라간다. 몸속 안팎에서 자극을 주게 되면 장 연동운동이 촉진되기 때문이다.

셋째, 체지방 감량 효과가 있으며 비만 예방에도 효과적이다. 몸을 격하게 움직이는 고강도의 운동이나 달리기와는 달리 지치지 않고 장시간 운동할 수 있다.

넷째, 스트레스를 해소하고 기분을 좋게 한다. 걸으면 뇌의 시상하부와 뇌하수체에서 베타엔도르핀이라는 쾌감 물질이 분비된다. 베타엔도르핀은 몸속에서 만들어지는 천연마약이라고도 불린다. 이것이 분비되면 기분이 좋아질 뿐 아니라 기억력과 인내력이 강화된다. 걸어서 기분이 좋아지면 마음의 여유가 생긴다. 머리 회전이 빨라진다.

다섯째, 나만의 시간을 즐기면서 생각을 정리할 수 있다. 천천히 걷는 것은 깊은 생각을 하는 데 도움이 된다. 많은 철학자들이 산책을 즐긴 이유가 있다. 나는 하루 종일 움직이지 않고 가만히 있으면 기분이 처졌다. 그럴 때 20분 정도 바람을 쐬며 걸으면 기분이 상쾌해졌다. 걷기는 뇌를 깨우는 가장 간단한 방법이다.

걷기 습관을 위해 일상생활에서 실천한 팁

첫째, 무엇을 준비할까? 나는 가장 먼저 신발장을 정리했다. 1년에 몇 번 신을까 말까 하는 하이힐은 전부 처분했다. 신는 것만으로도 기분이 좋아지는 예쁜 운동화 한 켤레를 구입했다. 또한 스마트폰 만보계로 매일 걸은 횟수를 확인했다. 만보계는 무언가 성과가 가시적으로 나타나야 의지가 불끈 솟는 사람들에게 추천한다.

둘째, 어디서 걸으면 좋을까? 나는 하루 내내 움직일 기회를 엿보았다. 즐겁게 걸을 수 있는 집 근처의 장소를 물색했다. 외출 시에도 자가용보다 지하철이나 버스 등 대중교통을 이용했다. 목적지보다 두 역 정도 앞에 내려서 30분가량 걸었다. 집 근처에 산책할 장소가 마땅치 않다면 계단을 이용해도 좋다.

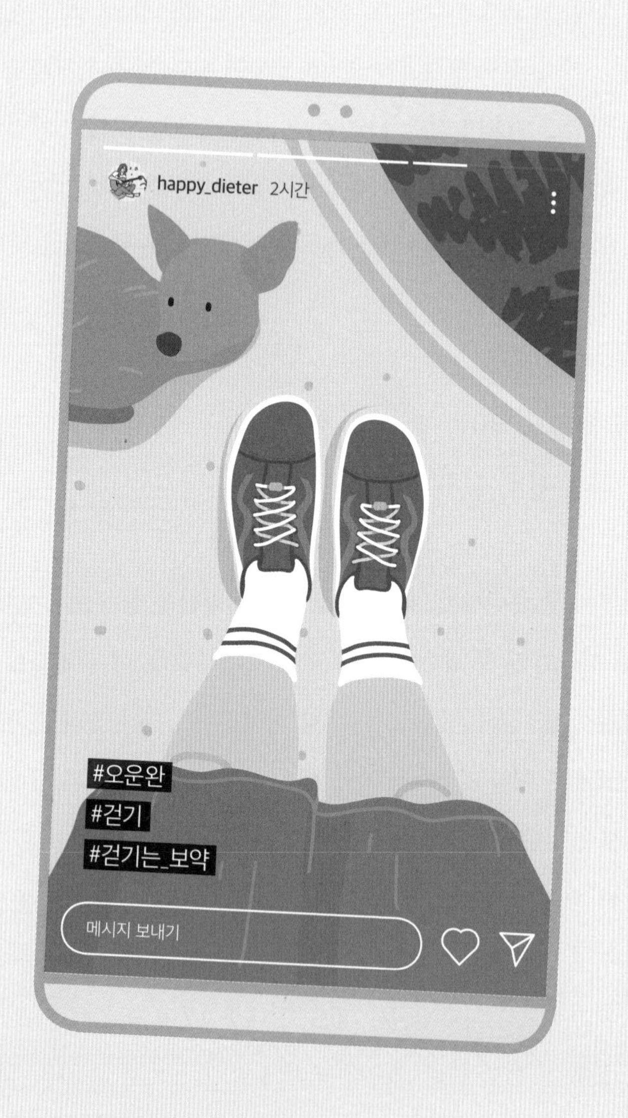
happy_dieter 2시간
#오운완
#걷기
#걷기는_보약
메시지 보내기

셋째, 언제 걷는 것이 가장 좋을까? 걷기는 하루 중 아무 때나 할 수 있다. 창의성을 높이고 두뇌를 단련하기 위한 목적이라면 아침을 추천한다. 햇빛을 받으며 걸으면 세로토닌 신경이 활성화된다. 세로토닌 분비가 늘어나면 몸과 마음에 활력이 솟아난다. 반면, 저녁에는 움직임이 적다. 낮보다 소화력이 약해서 지방으로의 전환이 쉽다. 저녁 식사 후에 걸으면 칼로리를 소모할 수 있다.

넷째, 걸을 시간이 없다면 어떻게 할까? 걷기는 평지에서만 하는 것이 아니다. 시간이 없는 사람들에게 '계단 오르기'를 추천한다. 계단은 곳곳에 뻗어 있는 산길과도 같다. 되도록이면 엘리베이터를 타지 말고 계단을 이용하자. 가수 H씨는 계단 오르기로 체중 17kg을 감량했다. 계단 오르기로 다이어트와 건강이라는 2마리 토끼를 잡을 수 있다. 계단 오르기는 빨리 걷기보다 2배의 효과를 볼 수 있다.

기분이 가라앉고 고민이 있는가? 일단, 걸어라

"몸을 움직여 계속 걷고 싶었다."

배우 H씨는 인생에 마지막 시간이 주어졌을 때 가장 하고 싶은 일은 걷기라고 했다. 전 세계 사람들의 평균 일별 보행 수는 5,000보 미만이다. 반면 H씨는 하루도 빠짐없이 매일 3만 보씩을 걷는다고 한다.

건강하기 위해서는 습관적인 움직임이 매우 중요하다. 운동을 꾸준히 하면 노화가 더디게 진행된다. 모든 일은 생활 속에서 가능한 것을 해야 꾸준히 할 수 있다. 움직임과 운동을 일상과 연결하려는 노력이 중요하다. 그런 면에서 걷기는 가장 손쉽게 할 수 있는 최적의 운동이다.

매일 꾸준히 걸어보자. 헬스장에 돈을 지불하고 흘리는 땀만이 운동이 아니다. 편안한 운동화를 신고 매일 20~30분씩 활기차게 걷기만 하면 된다. 몸과 마음을 동시에 건강하게 유지하는 가장 간단한 방법이다.

많은 시간을 들여 고민해도 해결되지 않는 문제가 있다면, 이때 필요한 것은 무엇일까? 바로 의식적인 멈춤이다. 고민을 멈출 때 오히려 결정적인 아이디어가 떠오르는 것을 심리학에서는 '브루잉 효과'라고 한다.

나는 집에서 일하다가 스트레스를 받으면 집 주변을 한 바퀴 빙 돌며 산책을 한다. 30분도 걸리지 않는다. 잠시 걸었을 뿐인데 집중하던 일에서 벗어나 완전한 휴식을 취할 수 있다. 잠깐의 산책으로 기분 전환이 되는 이유는 무엇일까? 멈췄을 때 비로소 보이는 것들이 있기 때문이다.

매일 걷는 이 길을 내 몸과 마음의 피트니스 센터로 만들어보면 어떨까?

대장미인은 잠꾸러기다

“나는 아침잠에서 깨어날 때마다 최고의 즐거움을 경험한다.”

여러분은 지난밤 꾼 꿈을 기억하는가? 스페인의 초현실주의 괴짜 화가 살바도르 달리는 꿈에서 본 내면세계를 그대로 그림으로 표현했다. 그의 그림들은 대부분 꿈에 기초를 두고 있다. 독일의 유기화학자 케쿨레는 집필 도중 깜빡 잠이 들었는데, 꿈속에서 자신의 꼬리를 문 채 동그랗게 몸을 말고 있는 뱀을 보았다. 영영 풀리지 않을 것 같았던 벤젠의 구조를 그는 이 꿈을 통해 풀어냈다. 자는 동안 어떻게 이런 일이 벌어지는 걸까? 어쩌면 수면은 우리 몸의 회복을 위한 것일 뿐만 아니라 창조적인 활동에 필수적인 요소가 아닐까? 창의적인 일을 하려면 자신의 지식이나 경험을 음미하고 정리해서 머릿속에 스며들게 해야 한다. 이는 뇌과학 연구에서도 밝혀진 사실이다.

슬립 온 잇(Sleep on it). 하룻밤 자고 일어나서 다시 생각하라는 뜻이다. 나는 머릿속이 복잡해지고 생각이 막혔을 때는 밤새 붙잡고 있지 않는다. 일찍 자고 일찍 일어나서 다시 생각하는 게 더 도움이 된다. 밤에 글을 쓰다가 좀처럼 진도가 나가지 않을 때는 서둘러 잠자리에 든다. 뇌를 쉬게 하기 위해서다. 사람은 밤에 잠들기 전까지 쌓인 기억을 자는 동안 정리하고 저장한다. 자는 동안의 뇌는 기억을 자원으로 만든다. 나사, 구글, 나이키 등 글로벌 기업들은 '낮잠 자는 방'을 준비해서 사원들이 기력을 회복할 수 있도록 20분 정도의 낮잠을 장려하고 있다.

불면증은 심리 건강에 영향을 끼친다

2021년 세계 수면의 날을 맞아 필립스가 세계 13개국 1만 3,000명을 대상으로 수면 시간에 대해 조사했다. 한국인의 수면 시간은 일일 평균 6.7시간으로 세계 평균 6.9시간에 비해 매우 적은 것으로 나타났다. 한국인의 수면 시간이 짧은 이유는 노동 시간이 길고 나머지 시간 동안 여가를 갖기 위해 늦은 밤까지 활동하기 때문이다.

건강보험심사평가원의 통계에 따르면 수면장애로 병원을 찾는 환자 수는 2016년 49만 4,000명에서 2019년 63만 7,000명으로 28.7% 증가했다고 한다. 2017년 미국 심리학회 조사에 따르면 불면증을 앓는 사람은 그렇지 않은 사람에 비해 우울증을 앓을 확률이 10배 높으며 비만해질 확률이 60% 높다. 불면증을 앓는 사람은 결근 일수 때문에 그렇지 않은 사람보다 한 해 근무일 수가 11일 적다.

불면증은 심리건강에도 심각한 영향을 끼친다. 불면증에 걸리는 사람들은 초조하고 불안해 하는 증상을 보이기도 한다. 초조하고 불안할 경우 우리의 뇌를 감싸고 있는 대뇌피질에 흥분점이 생긴다. 잠들기 어렵게 된다. 불면증을 개선하기 위해서는 마음을 편안하게 하는 습관을 들여야 한다.

건강과 수면은 어떤 관계가 있을까?

우리는 "잠이 보약이다", "미인은 잠꾸러기"라고 입버릇처럼 말하면서도 잠은 소홀히 하고 있다. 그 이유는 무엇일까? 『암 수술한

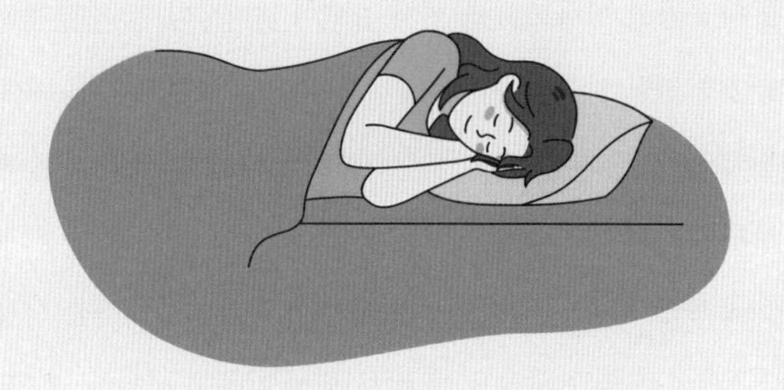

내가 꼭 알았어야 할 꿀잠 수면법』에서는 우리 몸의 기능에 대해 잘 모르고, 또한 잠에 대해 배울 기회가 없었기 때문이라고 설명한다.

운동과 질 좋은 수면 중 하나를 선택해야 한다면 무엇을 선택해야 할까? 당연히 수면을 선택해야 한다. 수면은 운동보다 더 쉽고 빠르게 내 몸을 건강하게 만들 수 있기 때문이다. 우리가 자는 동안 뇌에서는 뇌에 쌓인 노폐물을 배출하고 스트레스를 완화한다. 잠을 하룻밤만 설쳐도 운동 반사 능력이 떨어진다. 잠이 부족하면 우울증에 걸릴 확률이 높다. 반면 푹 쉬고 차분한 상태를 유지하면 일도 잘 풀리고 스트레스를 잘 이겨낼 수 있다. 건강과 수면에는 구체적으로 어떤 관계가 있을까?

첫째, 수면 부족은 건강에 치명적이다. 랜디 가드너라는 사람은 무려 264시간 동안 잠을 자지 않아 세계 기록을 세웠다. 그 후 그는 기분이 우울하고 불안한 상태가 지속되었다. 감각이 둔해지고 환시와 망상에 시달렸다. 수면장애를 겪는 성인의 80% 정도가 질병을 앓고 있다. 잠을 충분히 자지 못하면 면역력이 떨어진다. 수술이나 외상으로 입원한 환자들에게 가장 필요한 것도 충분한 수면이다.

둘째, 수면은 장 기능과 관련되어 있다. 수면을 개선하면 장내 환경을 개선할 수 있다. 속을 편안하게 하면 수면 전 불안을 없앨 수 있다. 우울증 환자는 그렇지 않은 사람과 비교했을 때 장내 유산균이 적다.

셋째, 잠을 깊이 자면 피부에 생기가 넘친다. 푹 자고 일어난 다음 날은 살갗이 보드랍다. 투명감, 윤기, 탄력이 넘친다. 중요한 것은 '수면 시간'이 아니라 '수면의 질'이다. 피부 재생을 촉진하는 성장호르몬은 깊은 잠이 들었을 때 만들어진다. 밤 10시부터 새벽 2시 사이에 호르몬 분비가 가장 왕성하다.

수면의 질을 개선하기 위해 어떻게 하면 될까?

첫째, 매일 같은 시간에 잠자리에 들고 같은 시간에 일어난다. 나는 밝을 때 일어나고 어두우면 자는 농부처럼 생활하려고 했다. 밤 10~11시에 취침하고, 새벽 4~5시에 일어났다. 적정 수면 시간은 사람마다 다르다. 자신의 취침 시간에 6~8시간을 더해서 기상 시간을 스스로 정하자.

둘째, 산책을 자주 한다. 산책은 꿀잠을 부른다. 야외에서 햇빛을 쬐면 세로토닌의 분비가 촉진된다. 세로토닌은 빛이 차단되면 멜라토닌으로 바뀐다. 멜라토닌은 수면의 주기를 조정한다. 노화

'몇 시에 일어나느냐'가 아니라

'몇 시에 자느냐'가

중요하다.

방지와 항암 효과까지 있다. 규칙적으로 운동하면 밤에 잠이 더 잘 온다. 수면 호르몬인 멜라토닌의 효과를 자연스럽게 높여주기 때문이다. 숙면을 위해 낮에 몸을 많이 움직이자.

셋째, 자기 전에는 복식호흡을 한다. 배에는 자율신경을 조절하는 급소가 많이 모여 있다. 배꼽에 양손을 얹고 천천히 코로 숨을 들이마신다. 그리고 같은 자세로 천천히 배를 당기면서 숨을 토해 낸다. 그대로 3~4초 동안 숨을 멈춘다. 다시 호흡을 여러 번 반복한다. 서서히 몸의 힘이 빠지고 따뜻해지는 느낌이 온다.

넷째, 취침 3시간 전에 식사를 끝낸다. 식사하고 나서 위의 활동이 멈출 때까지 대략 3시간이 걸린다. 먹자마자 잠을 자면 질 좋은 수면을 취할 수 없다. 배가 부를 때 렙틴이라는 포만감 호르몬이 분비되는데, 그 상태에서는 잠에 들어도 얕은 잠을 자게 된다.

다섯째, 『암 수술한 내가 꼭 알았어야 할 꿀잠 수면법』에서 제안하는 수면 기록을 해본다. 잠든 시간, 일어난 시간, 수면 시간, 수면 후 컨디션 등을 기록하면 된다. 수면을 기록하면서 내 몸과 수면에 대해 관심을 가질 수 있었다. 뿐만 아니라 나만의 최적 수면 시간도 찾을 수 있었다.

깨어났을 때 기분이 개운하면 어떠한가? 아마도 잘 잤다는 만족감이 생길 것이다. 상쾌한 기상을 위해서는 질 좋은 수면을 취할 수 있는 환경을 만들어야 한다. 취침 시간을 지키기 위해 나만의 자기 전 루틴을 만들어보자. 몸의 긴장을 풀기 위한 잠자리 루틴을 실천하면 규칙적인 수면 패턴을 만들 수 있다. 자신에게 맞는 건강한 수면 패턴을 찾아보자. 수면관리는 건강관리이며 곧 자기 관리이다.

자도 자도 피곤한 당신, 잠만 잘 자도 인생이 달라진다.

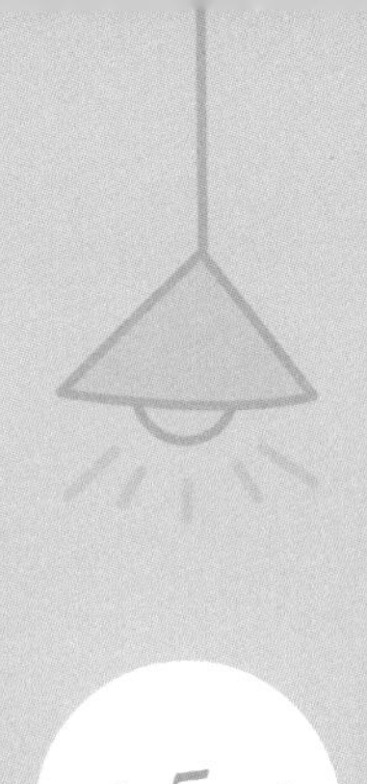

제 5 장

1주 1kg 다이어트, 10주의 기적

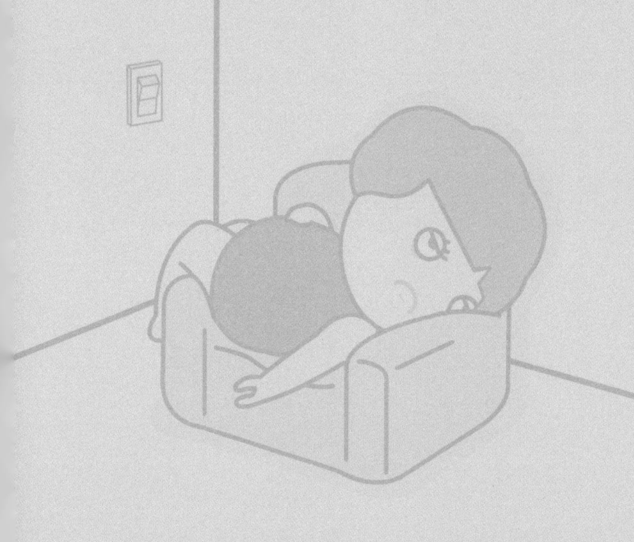

당신의 몸도 10주 만에 바뀔 수 있다

"일도 사랑도 내 마음대로 할 수 있는 것이 있던가요? 내 의지로 바꿀 수 있는 게 딱 하나 있어요. 바로 '몸'이에요."

우리 몸은 정직하다. 예능 프로그램 진행자로 많은 사랑을 받고 있는 모델 출신 H씨는 '우리 인생에서 몸을 만드는 것만큼 남는 게 없다', '눈으로 건강한 내 몸을 바라보면 자존감이 확 올라간다'고 말했다. 그리고 그녀는 몸 관리를 위해서는 평소의 생활습관과 건강한 라이프스타일이 중요하다고 강조했다. 내 몸을 내 의지대로 만들기 위해 필요한 것은 무엇일까? 바로 좋은 습관을 가지는 일이다.

현재 모습은 과거 습관의 결과물이다

인간 행동 연구 전문가 웬디 우드는 '우리 삶의 43%가 습관으로 이루어져 있다'고 했다. 예를 들면, 나의 현재 지적 수준은 내 과거 학습의 결과물이다. 지금 내 통장 잔고는 내 경제 습관의 결과물이다. 나의 현재 건강 상태는 내 과거 식습관과 생활습관의 결과물이다. 그럼 건강하고 아름다운 몸을 만들고 싶다면 어떻게 해야 할까? 좋은 식습관과 생활습관을 길러야 한다.

우리 삶을 한번 되돌아보자. 드라마틱한 사건이 있어야만 인생이 바뀔까? 그렇지 않다. 오히려 작은 습관들이 모여 큰 결과를 만들어냈다는 것을 알 수 있다. 『아주 작은 습관의 힘』에서는 매일 1%의 개선을 목표로 좋은 습관을 만들어볼 것을 권하고 있다. 아침마다 일어나서 잠자리를 정리하는 것도 좋다. 매일 밤 자기 전, 1분간 감사하는 마음을 가지는 것도 좋다. 일정 기간 꾸준히 실천해보자. 일상의 습관들이 조금만 바뀌어도 인생이 바뀔 수 있다. 당장은 하루에 1%씩 나아지는 것이 큰 의미가 없어 보일지 모른다. 하지만 그런 순간들이 계속 쌓인다면 큰 차이를 만들 수 있지 않을까?

식습관과 생활습관 관리만큼 건강에 좋은 것은 없다

식습관과 생활습관을 꾸준하게 관리하는 사람은 많지 않다. 식습관과 생활습관에 변화를 준다면 우리 몸의 많은 문제는 해결된다. 과거 나의 몸과 마음은 평소에 쌓아온 습관들이 영향을 미쳤다. 그래서 쉬운 것부터 시작했다. 매일 먹는 음식의 양을 줄였다. 음식의 메뉴를 바꾸어보았다. 턱을 당기고 등과 허리를 폈다. 골반을 유연하게 하는 스트레칭을 꾸준히 했다. 일상생활 속에서 몸을 부지런히 움직였다. 숙면을 위한 환경을 설정하고 실천했다.

나는 식습관과 생활습관을 바꾸고 생산성 높게 생활하고 있다. 오전에는 수영과 요가를 한다. 일주일에 2번은 악기를 배운다. 점심시간이 지나면 업무를 시작한다. 밤에는 글을 쓰는 데 몰두한다. 하루를 3번 살고 있다. 처음에는 장 건강 때문에 식습관과 생활습관 관리를 시작했다. 그런데 식습관과 생활습관을 개선한 후 맑은 정신이라는 소중한 선물을 얻게 되었다. 몸의 상쾌함뿐만 아니라 마음의 자신감도 느끼게 되었다. 마흔을 넘긴 지금 나는 20대 때보다 훨씬 건강해졌다. 올바른 식습관과 생활습관을 알게 된 덕이다.

결국 습관은 인식에서 출발한다

3장과 4장에서 소개한 식습관과 생활습관은 누구나 쉽게 평생 실천할 수 있다. 좋은 습관은 어떻게 만들 수 있을까?

먼저, 기본적인 것을 매일 꾸준히 했다. 기본적인 생활습관을 몸에 익히는 것은 당장은 힘들지 모른다. 그러나 조금만 익숙해지면 금세 몸이 기억한다. 나는 사소한 습관들을 하루, 이틀, 한 주, 두 주, 한 달, 두 달 꾸준히 늘려나갔다. 한 발짝 떼는 것으로 시작해서 그다음 단계를 밟고 또 그다음 단계로 넘어갔다. 최종 결과 대신 작은 단계 하나하나에 집중하면 효과가 있다. 그리고 시작하겠다는 의지만 있다면 어디서 시작하느냐는 중요하지 않다. 기본적인 것을 매일 꾸준히 해보자.

다음으로, 작지만 긍정적인 변화 만들기에 집중했다. 아침에 일어나면 먼저 이부자리를 정리했다. 업무 전에는 책상부터 깔끔하게 정리했다. 어떤 일이 있더라도 밤 10시 이전 잠자리에 드는 습관을 들였다. 이런 습관은 내가 인생을 주도적으로 관리하고 있다고 느끼게 했다. 인생은 대개 습관으로 결정된다. 다른 사람들보다 더 좋은 습관을 지니고 있다면 더 좋은 결과를 만들어낼 수 있다. 자신감은 점차 삶의 여유와 확신으로 바뀔 수 있다. 작은 일부터 일단 시작하자. 작은 성과라 할지라도 성취감을 자주 맛보면 의욕은 오래 지속된다. 기분이 좋아지는 작고 긍정적인 변화를 만드는 데 초점을 두면 어떨까?

일상의 작은 실천이 내 몸을 바꾼다

장 건강이 나빠진 나는 건강해지고 싶었다. 날씬해지고 싶었다. 예뻐지고 싶었다. 부정적이고 우울한 마음에서 벗어나고 싶었다. 긍정적이고 희망적인 미래를 꿈꾸고 싶었다. 그래서 나는 먼저 좋은 습관을 갖기로 결심했다. 식습관과 생활습관부터 개선하기 시작했다. 내가 기대했던 것보다 훨씬 더 빨리 좋은 결과가 나왔다. 식습관과 생활습관을 통해 쾌식·쾌변·쾌면, 삼쾌를 달성했다. 체중을 10주 만에 10kg이나 감량했다. 체형이 변화했다. 자세교정으로 키도 커졌다. 좋은 식사법으로 피부가 탄탄하고 깨끗해졌다. 그리고 내면의 건강을 찾았다.

건강은 인생의 운전석에 앉기 위한 기초공사이다. 건강하지 않으면 아무것도 할 수 없다. 많은 사람들이 아름다워지고 싶어 한다. 그래서 다이어트와 건강, 미용에 많은 시간과 돈을 쓴다. 시간과 돈을 제대로 쓰려면 좋은 방법과 방향을 선택해야 한다. 그리고 꾸준히 실천해야 한다. 내가 되고 싶은 모습이 되는 가장 쉬운 방법은 무엇일까? 바로 좋은 습관을 갖는 것이다. 성공한 사람들은 아침에 일찍 일어나기, 독서, 매일 일기 쓰기와 같은 좋은 습관을 평생 유지한다. 좋은 습관은 오래 지속될수록 그 힘이 커진다. 스스로가 바라는 모습을 만들어가는 데 큰 도움이 된다. 결국 평생에 걸쳐 좋은 습관을 만들어가는 것은 성공의 기초가 된다.

좋은 변화란 먼 곳에 있지 않다

좋은 습관 하나가 정착되면 다른 좋은 습관을 들이기가 쉬워진다. 그다음 습관은 더 쉬워진다. 머지않아 습관에 대해 생각할 필요도 없이 반사적으로 행동하게 된다. 나는 식습관과 생활습관을 개선하면서 그것을 경험할 수 있었다. 습관의 개선을 통해 몸이 변하니 일상생활에 재미가 느껴지기 시작했다. 식습관과 생활습관을 실천하면서 몸을 관리해보자. 적은 시간과 투자로도 변화를 느낄 수 있다.

물론 내가 실천한 습관이 모든 사람에게 최고일 수는 없다. 내가 실천한 방법에서 힌트를 얻어서 각자에게 가장 맞는 방법을 찾아갔으면 좋겠다. 무슨 일이든 그 방법은 이미 정해져 있는 것이 아니라 '찾아가는 것'이기 때문이다.

변화하고 싶은가? 변화는 이전에 하지 않았던 작은 도전을 해보는 것으로부터 시작한다. 몸 관리로 변화의 첫걸음을 떼어보면 어떨까? 우리 몸은 정직하다. 그리고 진정한 아름다움은 이미 내 안에 있다. 예뻐지는 식습관과 건강하고 날씬해지는 생활습관으로 내 본연의 아름다움을 회복하자. 이제 식습관과 생활습관 개선으로 인한 나의 변화에 대해 이야기할 것이다.

내 몸을 위한 터닝 포인트 10주, 당신도 건강하고 아름다워질 수 있다.

쾌식·쾌변·쾌면, 삼쾌를 달성하다

"그래! 결심했어!"라는 대사와 함께 개그맨 L씨를 스타덤에 올린 TV 프로그램이 있다. 주인공인 L씨는 항상 선택의 갈림길에서 고민을 하는데, 어떤 선택을 하느냐에 따라 주인공의 미래가 크게 바뀌는 흥미진진한 내용이었다. 프로그램의 테마곡도 주인공의 선택에 박진감을 더했다. 당시 중학교에 갓 입학했던 나는 주말마다 이 프로그램을 기다렸다. 그리고 이 프로그램을 보고 인생에서의 작은 선택이 나중에 커다란 결과로 이어질 수 있음을 처음 깨닫게 되었다.

좋은 선택이 유전자 암호를 변화시킨다

2010년 미국의 유명한 시사 잡지 <타임>에 새로운 의학 정보가 소개되었다. 바로 '후생유전학'이다. 『나를 살리는 생명 리셋』에 따르면, 이전까지 우리는 부모로부터 선천적으로 물려받은 유전자는 바뀌지 않는다고 생각했다. 그러나 후생유전학에서는 우리가 암 유전자나 비만 유전자, 탈모 유전자를 물려받았더라도 좋은 선택을 하면 바꿀 수 있다고 한다. 다시 말해, 어떤 선택을 하느냐에 따라 우리는 건강하고 아름다워질 수 있다는 것이다.

건강 정보에 접근하고 이를 활용하는 개인의 동기와 능력을 규정하는 인지적·사회적 기술을 '헬스 리터러시'라고 한다. 건강관리의 주도권은 자신에게 있다. 건강관리에 관한 자기 결정권을 가지고 싶다면 어떻게 하면 될까? 몸을 돌보는 방법에 대해 적극적으로 배워야 한다. 예를 들면, 건강하게 먹는 법을 배운다. 건강하게 생활하는 법을 배운다. 그러면 많은 시간과 비용을 절약하게 된다. 건강한 습관을 지니면 다이어트가 필요하지 않다. 식습관과 생활습관을 통해 예쁜 얼굴, 건강하고 날씬한 몸이 되면 내가 원하는 방향으로 인생을 통제할 수 있다.

건강을 유지하기 위해서는 쾌식·쾌변·쾌면이 기본이다

나는 코로나19로 약 16년간의 외국 생활을 정리하고 재택근무를 시작했다. 주중에는 매일 아침 8시부터 밤 10시까지 일했다. 주말에는 보고서와 자료 만들기 등 밀려 있는 일을 처리했다. 백신 접종을 한 날, 열이 펄펄 나고 근육통이 심해도 12시간 이상 일해야 했다. 재택근무로 인한 식습관과 생활습관은 장을 오염시켰다. 단기간에 체중이 10kg이나 늘었다. 소화불량, 복부 팽만감, 변비, 설사가 찾아왔다. 스트레스와 감정 기복도 심했다. 불면증으로 밤을 지새웠다.

에이브러햄 매슬로의 욕구 5단계설에 의하면 잘 먹고, 잘 싸고, 잘 자는 것은 모든 사람들이 추구하는 생존을 위한 필수 요건이다. 생존을 위한 필수 요건이 불안정하면 삶의 기초가 불안정해진다. 내 몸의 근본적인 개선이 필요했다.

나는 건강한 몸을 회복하기 위해 먼저 잘 먹고, 잘 싸고, 잘 자는 삼쾌를 선택했다. 쾌식·쾌변·쾌면, 삼쾌는 건강의 필수 조건이다. 이 3가지는 아주 긴밀하게 연결되어 있다. 가령 맛있게 식사하면 기분이 좋다. 그날 숙면을 하게 된다. 잠을 깊이 자고 나면 잘 싼다. 기분 좋게 변을 봤다면 배 속이 편안해진다. 입맛이 돈다. 식사도 즐겁게 할 수 있다. 정말 완벽한 하루다.

다음으로 나는 삼쾌를 달성하기 위해 좋은 식습관과 생활습관을 선택했다. 무리하게 굶지 않고 몸에 좋은 음식들을 먹었다. 편안하고 깊은 호흡을 하기 시작했다. 일상생활 속에서 몸을 자주 움직였다. 몸속 노폐물은 마사지를 통해 그때그때 제거했다. 내 몸을 아끼고 사랑하면서 몸의 변화를 느꼈다. 좋은 식습관과 생활습관으로 체중 감량을 했다. 몸의 컨디션도 완벽하게 회복했다. 10주 만에 완벽하게 쾌식·쾌변·쾌면, 삼쾌를 달성했다.

나는 어떻게
쾌식·쾌변·쾌면, 삼쾌를 달성했을까?

첫째, 쾌식은 좋은 음식을 맛있게 잘 먹는 것을 말한다. 내가 사는 곳에서 생산된 제철 식재료를 선택했다. 매끼 직접 요리해서 먹었다. 현미밥에 된장국, 제철 채소, 다시마, 김을 먹었다. 식습관을 개선하기 전의 나는 늘 급하게 먹었고 소화제를 달고 살았다. 음식을 꼭꼭 천천히 씹어 먹으니 식재료 고유의 단맛이 느껴졌고 약도 필요 없어졌다.

둘째, 섭취한 음식물이 소화되고 나면 체내에 잉여물이 쌓인다.

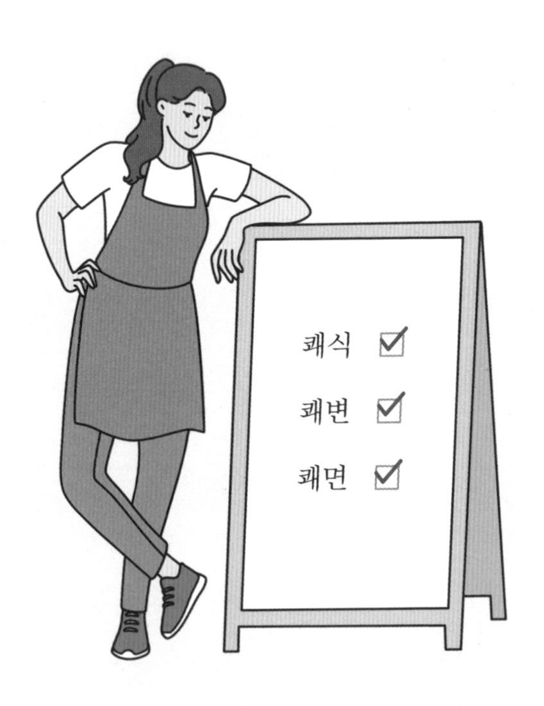
쾌식
쾌변
쾌면

이것을 빨리 몸 밖으로 시원하게 배출하는 것이 쾌변이다. 나는 섬유질이 풍부한 채소와 과일을 많이 먹었다. 쌀겨절임을 먹고 나서 변이 깨끗해졌다.

셋째, 잠을 자고 난 후에는 몸이 가볍고 개운해야 한다. 이게 바로 쾌면이다. 예전에 나는 걱정이 있는 날이면 뜬눈으로 밤을 지새우곤 했다. 하지만 식습관을 개선한 후에는 자다가 깬 적이 한 번도 없다. 밤에는 일찍 자고 아침에도 알람 없이 일찍 일어났다. 가끔 낮잠을 즐기기도 하지만 숙면을 위해 평소 많이 움직였다. 오후에는 커피 등 카페인이 든 음료를 되도록 마시지 않았다.

인생에는 건강하게 하고 아름답게 만드는 선택이 있다

"그 무엇도 기적이 아닌 것처럼 살아가거나, 모든 것이 기적인 것처럼 살아가거나."

인생을 사는 방법은 2가지라고 알베르트 아인슈타인은 말했다. 역사가 사마천도 '추구하면 얻을 것이니 아무것이나 하찮은 것을 원하지 말라'고 했다. 인생은 선택이다. 인생에는 스스로를 건강하게 하고 아름답게 만드는 선택들이 있다. 오늘 내가 믿고 선택한 것이 바로 내일의 미래가 된다. 지금 이 순간, 바로 선택할 수 있다. 건강도 자유롭게 선택할 수 있는 것이라면, 여러분은 무엇을 선택하겠는가?

좋은 식습관과 생활습관의 실천으로 매일매일 최상의 나를 만나보자. 인생 뭐 있을까? 잘 먹고, 잘 싸고, 잘 자는 게 최고다. 잘 먹고, 잘 싸고, 잘 자는 습관은 평생 일상생활에서 활용할 수 있다. 언제 어디서나 바로 시작하기만 하면 된다. 건강함과 아름다움을 선택하는 것은 자기 자신이다. 우리는 어떤 상황에서든 선택할 수 있다.

건강하고 아름다운 몸을 위해 좋은 선택을 하자.

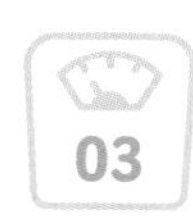

10주 만에 10kg 감량, 인생 몸무게를 눈으로 직접 보다

1909년, 오스트리아 빌렌도르프에서 철도 공사가 한창이었다. 어느 날 <빌렌도르프의 비너스>라는 구석기 시대의 조각상이 발견되었다. 이 오래된 예술 작품은 큰 가슴, 불룩한 배, 굵은 허리, 풍만한 엉덩이를 지닌 여성을 형상화하고 있다. 당시 여성의 풍만한 몸은 생존과 다산의 상징이자 아름다움의 기준이었다.

그러나 미의 기준은 변화했다. 20세기에 접어들어 식량이 풍부해졌고 풍요를 누리게 되었다. 사람들은 인간의 몸에 관심을 갖게 되었다. 아름다운 여성은 날씬해야 한다는 인식이 생겼다. 20년 전까지만 해도 바람이 불면 훅 하고 날아갈 것 같은 그저 가냘픈 몸매를 선호했다. 그러나 지금은 건강하고 탄탄한 몸매가 대세다. 건강하면서 날씬한 몸은 자기관리와 성공의 상징이 되었다. 건강미 있는 몸매를 위해서는 무엇이 중요할까? 바로 '적정 체중'을 유지하는 것이다.

나는 장 건강이 나빠지면서 제대로 먹는 법과 몸을 관리하는 법을 배우기 시작했다. 식습관과 생활습관을 관리하며 내 몸에 대해 새롭게 알게 되었다. 몸이 어떻게 되어 있고 무엇을 먹으면 살이 찌며 어떤 생활습관을 가져야 하는지 깨달았다. 내 몸에 대한 정보를 바탕으로 하나씩 천천히 개선했다. 그 결과 10주 동안 10kg을 감량했다. 1~5주 차는 몸의 변화가, 6~10주 차는 라이프스타일과 생각의 변화가 두드러졌다. 여기서는 내가 10주 동안 실천한 식습관과 생활습관, 그리고 그로 인한 변화에 관해 간단하게 소개한다. 보다 상세한 내용은 맨 끝의 '부록'을 참고하면 된다.

【 1주 차 】

배달, 외식, 야식을 끊었다. 삼시세끼 집에서 요리하기 시작했다. 잠들기 3시간 전에 식사를 마쳤다. 아침에 일어나기 쉬워졌다. 얼굴의 부기가 빠졌다. 물을 자주 마셨다. 피부가 촉촉해졌다. 체중이 0.5~1kg 줄었다.

【 2주 차 】

아침 공복, 하루 두 끼를 시작했다. 아침 공복 후 먹는 점심이 맛있었다. 식단 일기를 쓰기 시작했다. 몸의 상태, 기분에 대해 자세히 기록했다. 바른 호흡에 대해 배웠다. 내 자세와 체형의 문제점을 인식했다. 여기까지 체중이 2kg 줄었다.

【 3주 차 】

마크로비오틱 자연 요리 교실에 참여했다. 음식을 꼭꼭 씹어 먹는 습관을 들였다. 손발이 차가울 때는 카레를 만들어 먹었다. 척추와 골반을 위한 스트레칭을 시작했다. 몸이 가벼워졌다. 맑은 기분으로 하루를 시작했다. 명현 현상(나빴던 건강이 좋아지면서 생기는 일시적인 반응)이 제일 많이 발생했다. 여기까지 체중이 3kg 줄었다.

【 4주 차 】

마크로비오틱 자연 요리 교실에서 배운 '표준식'을 실천했다. 쌀겨절임을 만들어 먹었다. 대변의 상태가 눈에 띄게 좋아졌다. 림프순환 마사지를 시작했다. 틈만 나면 밖에 나가 걸었다. 몸무게와 체형의 변화가 가장 두드러지게 나타났다. 여기까지 체중이 4kg 줄었다.

【 5주 차 】

사진을 찍는 등 몸 변화에 대한 피드백을 시작했다. 몸이 가벼워지자 집중력이 높아졌다. 냉장고와 옷장을 비웠다. 짧은 시간 동안 숙면을 취할 수 있었다. 시간 관리에 예민해졌다. 마음의 술렁임이 생겼다. 여기까지 체중이 5kg 줄었다.

【 6주 차 】

전문가로부터 바른 자세를 위한 교정을 받았다. 새벽 기상을 했다. 독서 시간을 늘렸다. 너저분한 책상을 정리했다. 쾌식·쾌변·쾌면, 삼쾌를 달성했다. 자세를 교정하면서 자신감이 생겼다. 뭔가 배울 것을 계속 찾게 되었다. 여기까지 체중이 6kg 줄었다.

【 7주 차 】

수영과 바이올린을 다시 시작했다. 거울을 보고 일기를 쓰면서 자아성찰을 시작했다. 과거의 나와 재회했다. 불필요한 연락과 만남을 끊었다. 시간의 소중함을 느꼈다. 책 정리를 시작했다. 제대로 휴식하는 법을 배웠다. 여기까지 체중이 7kg 줄었다.

【8주차】

긍정 확언, 필사, 감사 일기 쓰기를 시작했다. 사주명리학, 자연 요리 지도사, 소믈리에 자격증을 땄다. 나를 믿고 사랑하는 방법에 대해 알아가기 시작했다. 여기까지 체중이 8kg 줄었다.

【9주차】

내게 맞는 패션, 헤어, 메이크업 스타일을 찾았다. 거울에 비친 나는 2달 전의 나와 전혀 다른 모습이었다. 허리가 잘록하게 들어가고 다리가 날씬해졌다. 군살이 정리되었다. 내가 진짜 하고 싶은 일을 찾았다. 여기까지 체중이 9kg 넘게 줄었다.

【10주차】

식습관과 생활습관이 자연스럽게 몸에 배었다. 자세교정으로 키가 1cm나 커졌다. 10주 만에 10kg 이상을 감량하고 나니 뿌듯했다. 주변 사람들이 건강해지고 예뻐졌다고 했다. 10주 동안 몸과 마음이 변화한 경험을 글로 정리하기 시작했다.

나는 내 몸에 관해 공부하면서 체중을 감량했다. 그리고 이 과

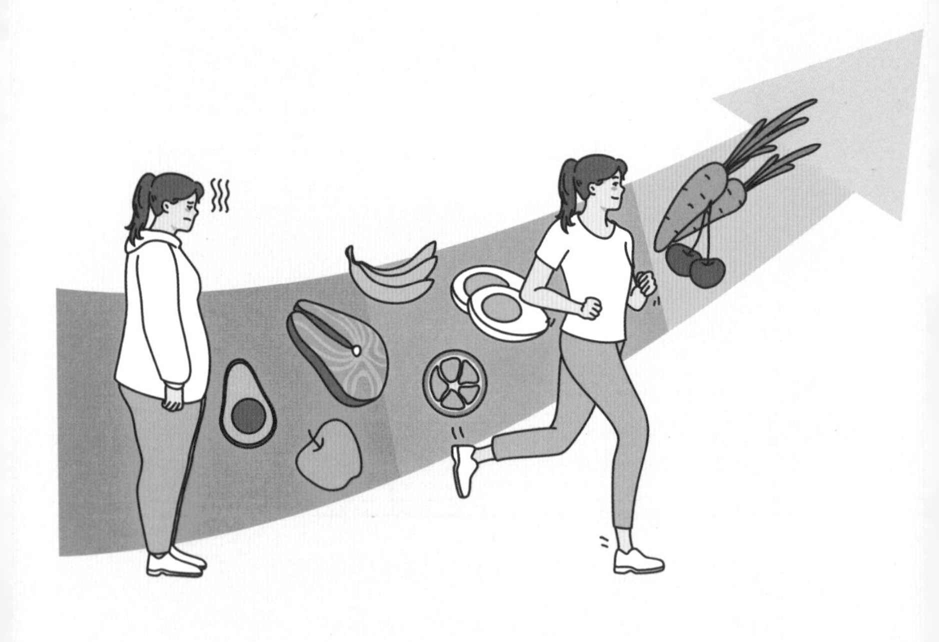

정에서 같은 방식으로 식단을 관리하고 운동을 하더라도 살이 훨씬 잘 빠지는 사람, 요요 없이 늘 날씬한 몸매를 유지하는 사람이 있다는 것을 알게 되었다.

다이어트 효과를 극대화하는 방법은 무엇일까?

첫째, 건강한 장을 만드는 것이 다이어트의 시작이다. 장이 건강해지기 위해서는 식습관이 중요하다. 통곡물, 된장국, 야채를 충분히 먹자. 소화를 위해서 식사는 천천히 여유를 갖고 꼭꼭 씹어 먹는다. 장에 휴식을 주기 위해 배가 고프지 않을 때는 먹지 않는다. 숙면을 취하기 위해 잠들기 3시간 전에는 식사를 마친다.

둘째, 몸이 따뜻하면 살이 더 잘 빠진다. 내장 온도가 1℃ 오르면 지방을 쉽게 태우는 몸이 된다. 몸이 차면 신진대사와 혈액순환이 원활하지 않다. 규칙적인 운동을 생활화하고 카레 등 몸을 따뜻하게 하는 음식을 먹는다. 찬물보다는 미지근한 물을 마신다.

셋째, 살찌지 않는 몸을 만들기 위해서는 몸속 노폐물이 쌓이지 않아야 한다. 림프 순환이 원활하면 체내 노폐물이 쌓이지 않는다. 만약 체중이 줄어도 림프 순환이 원활하지 않으면 예쁜 체형을 가질 수 없다. 생활 속에서 틈틈이 림프절을 자극하여 마사지하자.

넷째, 체중 및 몸의 변화를 꾸준히 기록한다. 스페인 알리칸테 대학교 연구진은 여성 271명을 대상으로 매주 체질량 지수와 복부·엉덩이 비율을 측정하고 몸매가 드러나는 전신 촬영을 했다. 프로그램을 끝까지 이수한 참가자 중 71.3%는 목표 체중에 도달했다. 나 역시 10주 동안 나의 몸과 체중의 실질적인 변화를 눈으로 확인하고 기록하면서 의욕이 높아졌다.

아름다움은 완성형이 아니라 진행형이다

태어날 때부터 우리 몸에 새겨진 시간을 생체리듬 혹은 생체시계라고 한다. 나이 들어도 적정 체중을 유지하는 사람들은 생체리듬을 기본으로 생활한다. 아름답고, 건강하고, 활력이 있다. 적정 체중을 유지하기 위해서는 몸을 자주 움직여야 한다. 몸을 자주 움직이면 혈액순환이 좋아지고 뇌와 온몸에 산소와 영양이 원활하게 공급된다. 대사 기능이 좋아짐은 물론 스트레스 해소로 기분 전환에 탁월한 효과를 가져다준다.

나는 식습관과 생활습관을 개선하고 1주 1kg씩, 10주간 10kg의 체중을 감량했다. 인생 몸무게를 달성했다. 몸 컨디션이 완전히 달라졌다. 건강하고 가벼운 몸이 되었다. 예쁜 체형이 되었다. 예전보다 젊어지고 예뻐졌다. 지금은 스트레스 없이 먹으면서도 적정 체중을 유지하고 있다.

식습관과 생활습관을 개선하면서 나는 '완성'된 아름다움이 아니라 '진행'되고 있는 아름다움이 있다는 것을 깨닫게 되었다. 적정 체중을 유지하기 위해서는 비싼 기구도 오랜 시간도 필요 없다. 좋은 식습관과 생활습관의 실천, 그리고 나를 사랑하는 마음과 꾸준함이 필요하다. 부담과 조바심은 내려놓고 편안한 마음으로 지금 바로 시작해보면 어떨까?

좋은 식습관과 생활습관으로 '인생 몸무게'를 만들 수 있다.

얼굴이 예뻐지는 식사법은?

시대와 지역을 막론하고 여자들의 관심사는 아름다움이다. 조선시대 미인은 어떤 모습일까? 조선 후기의 화원 신윤복의 <미인도>는 조선시대 미인의 모습을 담은 대표적인 그림이다. 이 작품의 주인공은 얼굴이 복스럽고 턱은 둥글고 크다. 눈은 쌍꺼풀 없이 가늘다. 반면, 현대 미인의 조건은 '동안'이다. 눈은 아기처럼 둥글고 눈동자는 검고 크다. 웃을 때 보이는 눈 밑 애교살이 더욱 어린 얼굴로 보이게 한다. 볼살도 통통하다. 아래턱은 짧고 좁다.

시대에 따라 미인의 정의는 변한다. 그러나 사람들이 미인이라고 생각하는 보편적인 기준은 무엇일까? 한눈에 봤을 때 밝고 생기 있는 얼굴이 아닐까? 그리고 얼굴의 전체적인 조화와 균형도 중요하다. 또한 건강해야 한다. 몸 상태가 좋으면 얼굴 전체가 잘 조화되어 있기 때문이다. 모든 사람들이 연예인 같은 얼굴이 될 필요는 없다. 몸과 마음이 잘 조화되면 아름다워질 수 있다.

얼굴은 음식으로 만들어진다

동양의학에서는 환자의 얼굴빛, 눈, 입, 코, 혀 등의 얼굴 상태를 살펴보고 그 사람의 내장 상태를 파악한다. 이를 '망진'이라 한다. 인상학에서는 얼굴을 보고 인생까지 점친다고 한다. 세계적인 위장 전문의인 신야 히로미 박사도 장 상태와 인상이 밀접한 관계가 있다고 주장했다. 인상이 좋은 사람은 장 상태가 좋다.

얼굴은 내 몸을 비춰주는 거울이다. 장과 얼굴은 연결되어 있다. 예를 들면, 구강 건강은 장 건강과 관련이 있다. 구강에 있는 세균이 장 염증을 악화시켜 장염 등을 유발하기도 한다. 입 모양으로 소화기, 위, 장의 상태를 알 수 있다. 흰 머리카락이 나 있는 위치도 내장과 관계있다. 여드름, 기미, 주름 위치 등도 장 상태와 관련이 있다.

음식으로 몸의 문제를 해결할 수 있다

나는 눈 밑 다크서클이 심했다. 신장이 약해진 상태였다. 염분이 강한 음식을 많이 먹었기 때문이다. 또한 사계절 입술이 건조하여 립크림 없이는 지낼 수 없었다. 입술이 바짝 말라 있는 것은 지방을 과잉 섭취한 증거라고 한다. 기미와 눈가 주름 역시 고민이었다. 기미와 주근깨의 가장 큰 원인은 자외선인데, 탄수화물은 자외선을 끌어당긴다. 또 설탕으로 인한 고혈당은 피부조직에 영향을 주어 피부를 주름지게 한다. 나는 탄수화물은 물론 백설탕, 과일 등 단당류 음식의 섭취를 대폭 줄였다.

나는 장 건강이 나빠진 후 음식에 관해 많은 공부를 했다. 거기다 매끼 식사는 가능한 한 만들어 먹었다. 몸에 부담을 주지 않는 음식을 섭취하기 시작했다. 특히 마크로비오틱 자연 요리 교실에서 배운 '표준식'을 참고했다. 통곡물(50~60%), 계절채소(20~30%), 콩과 해조류(5~10%)를 기준으로 한 끼 식사 메뉴를 구성했다.

제일 먼저 실천하는 것은 백미를 현미로 바꾸는 것이었다. 현미는 도정하지 않은 상태의 쌀이다. 현미는 생명력이 풍부하다. 현미에는 노화 방지 비타민으로 알려진 비타민 E가 함유되어 있다. 또한 피부를 아름답게 하는 비타민 F도 들어 있다.

다음으로 매일 된장국을 먹었다. 된장과 같은 자연 발효 음식은 우리 몸에 소화·흡수되기 쉬운 식품이다. 또한 세포와 피부, 내장 등의 조직을 만드는 데 도움을 준다. 일본에서는 된장국을 '마시는 영양주사'라고 한다.

또한 삶고 찌는 등 다양한 조리법으로 계절채소를 껍질째 먹었다. 채소에는 무청 등의 잎채소, 우엉, 무 등의 뿌리채소, 양배추, 호박 등의 둥근 채소가 있다. 잎채소에는 면역력에 중요한 비타민 A가 많이 함유되어 있다. '무를 먹으면 속병이 없다'는 옛말이 있듯, 과식했을 때 무즙, 동치미를 먹으면 소화가 잘 된다. 양배추를 먹으면 위벽을 보호할 수 있다.

단백질은 육류나 어류 대신에 콩, 두부, 낫또와 같은 식물성 단백질을 섭취했다. 식물성 단백질에 들어 있는 항산화물질은 면역력뿐만 아니라 우리 몸의 노화 시계를 늦춘다. 미역, 김, 톳 등 해조류도 먹었다. 해조류는 미네랄 성분과 식이섬유가 풍부하여 변비를 예방한다. 또한 피를 맑게 하여 양질의 혈액을 만든다.

음식을 바꾸자
내 얼굴은 변하기 시작했다

좋은 음식을 제대로 섭취하면 몸과 마음이 편안해지고 기분도 좋아진다. 건강과 아름다움은 내가 먹는 것으로 이뤄져 있는 것이다. 그렇다면 우리의 건강과 아름다움을 위해 음식을 잘 골라야 하지 않을까? 음식을 바꾸면 나를 바꿀 수 있다! 그리고 먹는 것을 바꾸자 가장 먼저 얼굴이 변했다.

먼저, 인상이 달라졌다. 밝고 편안한 얼굴이 되었다. 태어날 때부터 가진 얼굴의 토대를 인공적으로 바꾸려면 성형수술을 해야 한다. 그러나 식습관을 개선하면 내가 본래 가지고 있는 예쁜 모습을 만날 수 있다. 식습관을 개선하자 통통하고 잘 붓던 얼굴이 갸름해졌다. 동시에 눈도 커졌다. 코도 약간 높아진 느낌이었다. 얼굴도 작아졌다. 식습관 개선 후 한 달이 넘었을 무렵 집 근처 카페를 찾았다. 얼굴 넓이가 1cm는 준 것 같다고 카페 사장님이 그 비결을 물어보기도 했다.

다음으로, 음식을 바꾸고 피부도 좋아졌다. 나는 자외선이 강한 나라에서 8년 가깝게 살았다. 눈 밑 짙은 기미가 훈장처럼 자리 잡았다. 그런데 식습관 개선을 하고 기미가 옅어졌다. 또 나는 피부가 심하게 건조하고 얇은 편이었다. 혈액의 원활한 흐름과 활발한 대사 작용은 피부 건강의 핵심이다. 혈액순환에 문제가 있으면 산소의 영양분을 몸 구석구석으로 전달하지 못한다. 몸속 노폐물을 제대로 배출하지 못하면 피부는 건조해지고 칙칙해진다. 식습관을 개선한 후부터는 건조하고 따가운 느낌이 줄었다. 눈가에 있던 주름도 지우개를 슬쩍 사용한 듯이 옅어졌다. 규칙적으로 장을 비웠더니 피부가 맑아졌다. 칙칙했던 얼굴에 윤기가 돌았다.

매일의 식습관 속에 아름다움의 비밀이 숨어 있다

현대 사회는 건강법이 넘쳐난다. 예뻐지는 방법도 다양하다. 그런데 좋은 식습관을 가지면 비싼 돈을 내고 시술할 필요가 없다. 고액의 화장품에 의존하는 것보다 더 쉽고 더 빠른 효과를 기대할 수 있다. 마크로비오틱 자연 요리 교실에서 내가 배운 자연계 법칙의 핵심은 '조화와 균형'이었다. 좋은 식습관이란 자연계의 조화와 균형을 몸에 익히고 그에 맞는 음식을 선택하는 것이다. 어떤 음식을 선택하느냐에 따라 우리는 변화할 수 있다.

얼굴과 몸이 조화와 균형을 이룬 사람은 아름답다. 또한 자연 리듬에 맞춘 식사와 생활을 하면 스트레스가 줄어든다. 쾌적한 몸 상태를 만들 수 있고, 자기 본연의 아름다움도 찾을 수 있다. 우리는 밝고 건강한 사람에게서 느낌 좋다는 인상을 받는다. 얼굴이 변하면 성격도 바뀐다. 또한 마음가짐이 달라지면 얼굴과 표정도 달라진다.

음식을 바꾸면 얼굴이 바뀐다. 좋은 식습관을 가지면 예뻐질 수 있다. 건강한 식습관으로 내가 원하는 모습의 나를 만나자.

원더우먼 자세로 자세미인이 되자

"우리의 몸은 우리의 자서전이 된다."

2012년 세계적인 지식 공유 플랫폼 TED에 사회심리학자 에이미 커디 교수가 나왔다. 그녀는 '당신의 신체 언어가 당신의 모습을 결정한다'는 주제의 강연으로 엄청난 주목을 받았다. 그녀가 강연에서 성공을 부르는 자세로 꼽은 것이 있다. 바로 두 발을 당당하게 벌리고 허리에 손을 얹는 '원더우먼 자세'이다. 자세와 몸짓 같은 신체 언어는 나에 대한 다른 사람의 인식뿐만 아니라 나 자신의 인식까지도 바꾼다. 당당한 원더우먼 자세는 내면의 불안을 잠재우고 자신감을 높여준다.

프랑스 자동차 회사에 다니는 대학 동창은 파리에 출장을 갈 때마다 느끼는 것이 있다고 했다. 프랑스 사람들은 패션 감각이 좋고

스타일이 대체로 세련되었다. 특히 프랑스 남성들은 걷는 모습이 멋지다. 늘 등을 곧게 세우고 가슴을 활짝 펴고 걸으니 어깨와 가슴이 넓어 보인다. 사실 체형에 상관없이 자세가 좋으면 옷맵시가 난다. 아무리 얼굴이 예쁘고 세련된 옷차림을 하고 있어도, 구부정한 등으로 터벅터벅 걷는다면 소용이 없다. 반대로 좋은 자세가 몸에 배어 있으면 싸구려 옷이라도 명품으로 보이지 않을까?

바른 자세를 유지하려면 어떻게 해야 할까?

바른 자세란 무엇일까? 옆에서 내 몸을 봤을 때 귀, 어깨, 고관절, 무릎, 복사뼈가 일직선이 되도록 세우는 것이다. 또한 바른 자세로 서 있을 때 척추는 자연스러운 S자 모양을 만든다. 머리가 정확하게 머리 위로 놓여 있고, 등은 뒤로, 허리는 조금 앞으로 나온 상태이다.

그렇다면 바른 자세를 만들려면 어떻게 해야 할까? 팁은 무엇이 있을까?

먼저, 발바닥 전체에 체중이 고르게 실리게 두발로 선다. 그다음 중력 방향에 맞추어 골반, 허리, 가슴, 머리 순으로 우리 몸을 장난감 레고처럼 가지런히 쌓아 올린다는 느낌으로 세워보자. 이렇게 하면 바른 자세를 만들기 쉽다.

나는 자세를 개선하기 위해 일상생활에서 다음과 같이 실천했다. 컴퓨터 모니터와 거울을 눈높이에 맞게 올린다. 스마트폰과 책은 가슴 높이에 두고 본다. 앉을 때는 허리를 세우고 골반의 엉덩이뼈가 바닥에 제대로 닿게끔 앉는다. 걸을 때 양쪽 발바닥에 몸무게가 고르게 실리는 것을 의식한다. 양발은 11자, 양손 엄지는 앞을 향하게 한다. 양 무릎 안쪽이 서로 스치는 느낌으로 걷는다.

자세교정의 효과는 무엇일까?

첫째, 키가 커진다. 실제 키보다 더 커 보이는 사람들의 공통점은 무엇일까? 등이 굽지 않았고 몸을 움츠리고 있지 않는다. 나는 자세를 교정하고 난 후 병원에 가서 키를 재어보았다. 평소보다 1cm나 컸다. 굽었던 등뼈가 펴졌다. 거북목, 일자목이 제자리로 가면서 고개가 반듯해졌다. 그러자 머리가 바로 서게 되었다. 이렇게 등뼈를 펴고 골반을 교정하면 숨어 있는 키가 나온다. 평소 최적의 자세를 유지하고 싶다면 키가 가장 커 보일 수 있는 자세를 떠올리자.

둘째, 얼굴과 몸매가 예뻐진다. 목을 앞으로 빼면 구강호흡을 하게 된다. 잘못된 자세로 몸의 균형이 깨어지면 안면 비대칭이 된다. 등이 굽고 거북목이 된다. 가슴과 엉덩이가 처진다. 배와 무릎이 나오면서 몸의 중심선이 틀어진다. 자세가 바르면 머리가 척추 위에 균형 있게 올라선다. 목을 곧고 길게 뻗은 상태에서 턱을 당기면 얼굴이 작아 보이는 효과도 있다. 어깨와 등이 굽어 있을 때보다 날씬해 보인다. 옷태가 산다.

셋째, 다이어트 효과도 있다. 비만 환자 중에는 골반이 올라가면서 요통, 좌골신경통, 무릎관절 통증을 호소하는 경우가 많다. 살이 잘 빠지지 않는다면 골반과 척추를 살펴봐야 한다. 자세가 잘못되면 근육 수축, 이완의 불균형이 생겨 체형이 변한다. 체형이 변하면 신진대사에 좋지 않다. 체내에 불필요한 노폐물이 쌓인다. 불필요한 노폐물은 군살의 주범이 된다. 나는 자세를 교정하고 난 후 혈액순환과 림프순환이 좋아졌다. 소화불량과 변비도 해소되었다.

넷째, 마음의 태도가 달라진다. 예전에는 삶을 양으로 채워야 한다는 강박증에 시달리곤 했다. 그러다가 자세교정을 하면서 내가 움츠린 몸으로 살아왔다는 것을 깨닫게 되었다. 자세를 교정하면서 움츠린 등을 세우고 가슴을 활짝 열었다. 그러자 삶의 방향성이 완전히 달라졌다. 수동적인 자세에서 벗어나 주체적이고 적극적인 삶을 살고 싶어졌다. 바른 자세 습관을 들이자 마음도 여유로워졌다.

정수리를 당기는 것처럼, 귀와 어깨는 멀리

일상 중에 반복하는 자세가 그 사람 고유의 이미지가 될 수 있다. 같은 자세를 반복해서 연습하면 신체 구조를 바꿀 수 있다. 나는 자세교정을 위해 필라테스 지도를 받았다. 자세교정을 위해 일상생활에서 실천할 수 있는 2가지 자세를 소개한다.

먼저, 위에서 누가 정수리를 당기는 것처럼 척추를 위로 길게 빼는 자세이다. 이는 필라테스 기본 자세 중의 하나이다. 이 자세를 하면 복부, 허리, 등, 골반, 하체까지 힘이 들어간다. 구부정하고 나쁜 자세로 척추 사이가 좁아지고 허리에 과도한 압력이 가해진 것을 부드럽게 풀어준다.

또 하나는 귀와 어깨를 멀리하는 자세이다. 일상생활에서 몸에 힘이 들어가면 나도 모르게 어깨가 으쓱하고 올라갈 때가 있다. 귀와 어깨를 멀리하려고 노력하면 딱딱하게 뭉쳐 있고 경직된 목과 승모근을 이완시킬 수 있다. 이 자세로 일자 어깨와 곧은 쇄골을 만들 수 있다.

꼿꼿한 자세는 우아함의 척도이다

“아름다운 자세를 갖고 싶으면, 결코 너 자신이 혼자 걷고 있지 않음을 명심해서 걸어라.”

세기의 연인 오드리 헵번은 영화 <로마의 휴일>, <티파니에서 아침을> 등에서 우아한 아름다움을 선보였다. 그녀는 군살 없는 날씬하고 탄력 있는 몸매의 비결이 어린 시절에 배운 발레로 익힌 꼿꼿한 자세라고 했다. 그녀의 우아하고 바른 자세는 예쁜 몸매를 돋보이게 만들었다. 어떤 옷을 입어도 태가 다르고 모델처럼 스타일이 좋은 사람들이 있다. 그 이유는 무엇일까? 체형이 바르고 곧으며 자세가 좋기 때문이다. 자세가 바르지 않으면 살찌기 쉬운 체질이 된다. 아랫배가 나오고 복근이나 가슴이 늘어진다. 자세가 바르지 않다면 아름다운 바디라인을 가질 수 없다.

당장 등을 곧게 펴면서 바른 자세를 위한 시작을 해보자. 자세가 바르면 키도 커진다. 숨어 있는 키 1cm는 멋진 삶을 위한 덤이

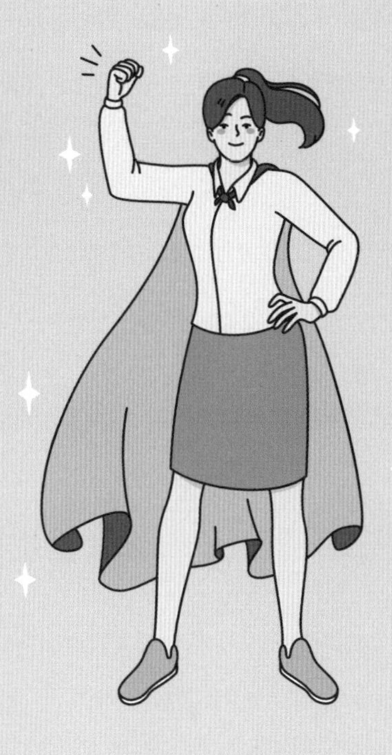

우리의 몸은
우리의 자서전이다!

다. 몸의 비율도 좋아진다. 옷맵시도 살아난다. 젊고 아름다운 뒤태도 가질 수 있다. 좋은 이미지로 자신감도 생기고 당당해진다. 기분도 밝아진다.

어깨를 뒤로 젖히고 가슴은 활짝, 턱은 치켜들자. '원더우먼 자세'로 새로운 삶을 시작할 수 있다.

10주 만에 스타일 좋은 여자가 되는 법

Z세대의 패션 키워드는 '꾸안꾸'이다. 꾸안꾸란 꾸미지 않은 듯 꾸민 것을 뜻하며, 2019년부터 유행어로 쓰이기 시작했다. 화려한 패션이나 포멀 룩과는 다르게 일상 패션, 캐주얼 룩 등 단순하고 자연스러운 스타일이 주를 이룬다. 미니멀 라이프의 일종이자 어느 시대에서도 살아남는 스테디 스타일이다.

꾸안꾸는 스타일을 자연스럽게 잘 매칭했다는 뜻이다. 꾸안꾸라는 말이 많은 사람들에게 매력적으로 느껴진 이유는 무엇일까? 꾸안꾸는 무엇보다 자신에게 어울리는 복장을 선택하는 것이기 때문이다. 무작정 화려한 옷보다는 모던한 옷을 선택한다. 최소한의 액세사리를 적절히 조합하여 스타일링한다.

꾸미지 않은 듯 꾸민 듯한 나만의 스타일 찾기

나는 방글라데시에 가기 전 일본에서 벵골어 어학원에 다녔다. 그곳에서 방글라데시 어린이들을 위해 일본 동화를 벵골어로 번역하는 W씨를 만났다. W씨는 만날 때마다 항상 머리끝부터 발끝까지 정갈하게 꾸민 모습이었다. 단정하고 세련된 헤어스타일, 우아하면서도 깔끔한 메이크업, 투명색의 매니큐어로 깨끗하게 손질된 손톱이 인상적이었다. 그녀의 나이를 듣고 깜짝 놀랐다. 그녀는 80에 가까워져오고 있었다.

그녀는 1960년대에 일본의 한 항공회사에서 일했다. 그때부터 자신만의 스타일을 관리하는 습관이 평생 몸에 뱄다고 했다. 그녀는 매일 그날에 입을 옷을 고르면서 아침을 시작한다. 그리고 옷에 어울리는 구두를 고른다. 머리 손질을 정성스럽게 한 후 그날의 패션과 헤어스타일에 어울리는 립스틱을 바른다. 갈 곳이 없어도, 약속이 없어도 이 루틴을 꼭 지킨다. 그녀는 봉사활동과 벵골어 교실 이외에 대부분의 시간을 집에서 보낸다. 그런데도 매일 자신만의 단장을 잊지 않는다. 그런 긴장감이 그녀를 평생 아름다운 여성으로 존재하게 만드는 듯했다.

예전의 나는 전형적인 하체 비만이었다. 나이가 들수록 하체가 튼튼한 것이 중요하다는 엄마의 충고는 귀에 들어오지 않았다. 내 인생에 미니스커트는 없다고 일찍이 마음먹었다. 그런데 식습관과 생활습관을 개선하고 나서 체형이 변했다. 가슴을 활짝 펴고 목을 끌어당기고 자세를 교정했다. 목과 허리, 등이 곧고 바르게 펴졌다. 숨어 있던 키 1cm를 되찾았다. 그리고 다리가 몰라보게 날씬해져서 깜짝 놀랐다.

'최고의 성형은 다이어트'라고 했던가? 최고의 옷걸이는 몸매이다. 좋은 몸매를 가지면 아무 옷이나 입어도 어울린다. 체형이 변하자 옷발이 서기 시작했다. 옷 입는 즐거움이 생겼다. 군살이 많았을 때는 거울을 보는 것이 두려웠지만, 전신의 군살이 사라지자 거울 앞에 자주 서게 되었다.

또한 식습관과 생활습관을 개선하고 얼굴도 변했다. 얼굴이 작아지고 이목구비가 뚜렷해졌다. 표정이 밝아졌다. 눈에 생기가 넘쳤다. 입꼬리가 올라가고 머릿결이 좋아졌다. 식습관과 생활습관을 개선하기 전에는 기미와 잡티 그리고 트러블이 심했다. 안색이 칙칙했다. 하지만 식습관과 생활습관을 개선한 후에는 피부가 매끄러워지고 잡티가 없어졌다. 주위 사람들이 예전보다 젊어 보인다고 했다. 식습관과 생활습관은 최고의 화장품이다.

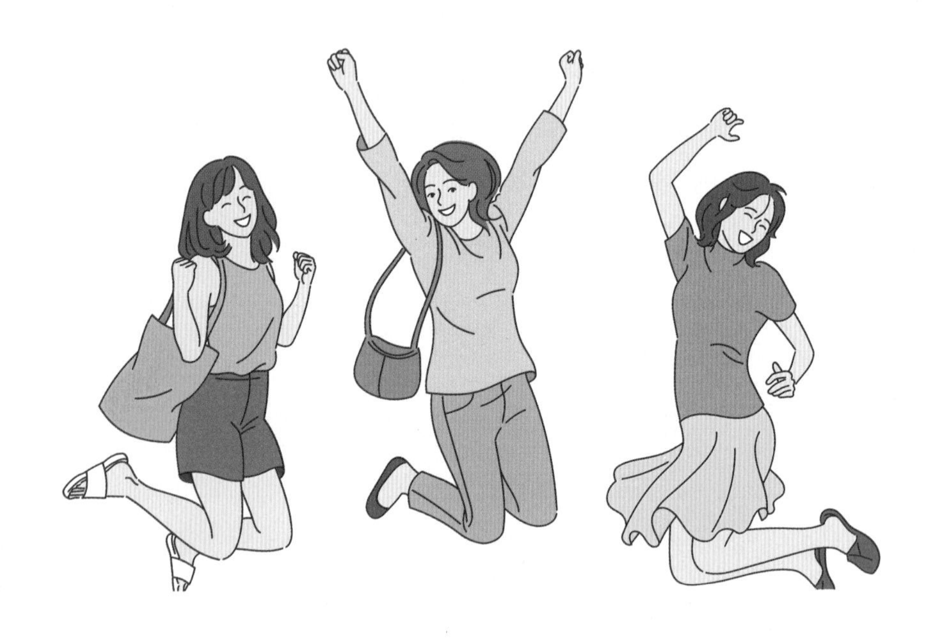

드디어 나만의 스타일을 찾기 시작하다

나는 체형과 얼굴의 변화를 경험한 후 스스로에 대한 연구를 시작했다. 이른바 나만의 스타일을 찾기 시작한 것이다. 전신거울 앞에서 머리부터 발끝까지 내 모습을 구석구석 살펴보았다. 나의 전체적인 이미지, 얼굴 표정, 피부 톤과 상태, 헤어스타일, 체형의 특징 등에 대해 자세하게 분석해보았다. 이미지 컨설턴트인 지인의 조언도 받았다.

첫째, 내 체형에 맞는 패션 스타일을 찾았다. 나에게 어울리는 옷차림이 중요하다. 옷은 내가 어떤 생각을 품고 있는지, 어떤 생활을 하고 있는지를 드러내는 수단이다. 키가 크냐 작냐, 몸매가 날씬하냐 아니냐는 중요하지 않다. 내게 어울리고 내 체형의 장점을 살릴 수 있는 옷을 선택하면 된다. 나는 식습관과 생활습관을 개선하면서 내 체형에 대해 철저하게 분석했다. 어울리지 않는 옷, 1년에 한 번도 입지 않은 옷은 망설임 없이 처분했다.

둘째, 내게 어울리는 헤어스타일을 찾았다. 사람은 상대를 볼 때 제일 먼저 머리를 본다는 이야기가 있다. 20세기 대중문화의 아이콘 오드리 헵번을 보자. 오랜 세월 동안 헤어스타일은 거의 변하지 않았다. 과도한 유행을 무조건 따라가기보다는 본인의 얼굴과 분위기에 가장 잘 어울리는 헤어스타일을 선택하자. 세련되면서도 손질하기 쉬운 스타일을 추천한다.

셋째, 내 피부 색깔에 맞는 퍼스널 컬러를 찾았다. 우연한 기회로 지인이 운영하는 기관에서 퍼스널 컬러 진단을 받아보았다. 그 후 내 퍼스널 컬러에 맞지 않는 옷, 나와 어울리지 않아 오랫동안 입지 않은 옷을 모두 정리했다. 사계절 합해서 옷이 10벌밖에 남지 않았다. 우리나라를 대표하는 메이크업아티스트 J씨는 메이크업을 할 때 가장 중요하게 여기는 것으로 투명 메이크업과 퍼스널 컬러를 꼽았다. 거기에는 남과 비교하지 말고 가장 나다운 아름다움을 찾자는 철학이 깔려 있다. 내 고유의 색상, 퍼스널 컬러를 찾아보자. 그러면 어떤 유행의 물결에도 흔들리지 않는 나만의 미의 기준도 찾을 수 있다.

스타일은 마음가짐의 발현이다

내가 지금까지 만난 멋진 여성들은 존재 자체로 빛났다. 그녀들의 겉모습에는 그녀들의 라이프스타일도 드러났다. 아름다움과 멋짐에는 정답이 없다. 자신만의 기준을 가진 사람, 자신 있고 당당한 사람이 멋지고 아름다운 사람이다.

자신이 정말로 원하는 모습을 상상해보자. 그리고 하나씩 실천해보자. 성형수술도 무리한 다이어트도 필요 없다. 일상의 옷차림, 헤어스타일, 메이크업에 작은 변화를 주는 것만으로도 충분하다. 평소 내가 원하는 것과 내가 원하는 이미지를 생각해두면 무엇인가를 선택할 때 많은 도움이 된다. 예를 들어 스카프 하나를 구입한다고 해보자. 스카프의 원단, 색상, 길이, 디자인, 매치할 의상 등 자신이 좋아하는 명확한 기준이 있어야, 만족스러운 쇼핑을 할 수 있다. 거기다 원하는 것이 명확하면 쇼핑 시간도 절약된다.

모든 사람들은 자기만의 매력을 가지고 있다. 이것저것 시도해보면서 자신에게 어울리는 패션, 헤어, 메이크업 스타일을 찾아보자. 나답다고 생각되는 것, 그것이 바로 진정한 스타일이 아닐까? 나다움에서 시작하는 나만의 스타일을 찾아보자.

자신만의 개성과 아름다움은 발견하는 것이다

나만의 스타일을 찾는 것은 더 나은 나를 찾아가는 과정이다. 건강한 식습관과 생활습관으로 자신의 본래 아름다움을 찾으면 나만의 스타일도 찾을 수 있다. 나를 감추고 숨기면 나의 진정한 가치를 발견할 수 없다. 다른 누구와도 비교할 수 없는 나다움에 대해 알게 된다면 옷 입는 방식과 헤어스타일, 메이크업 방식이 달라진다.

우리는 자신에게 맞는 때와 장소에서 자신에게 맞는 방식으로 변화한다. 나는 딱 마흔 살이 되던 해부터 좋은 식습관과 생활습관을 실천하기 시작했다. 그때부터 몸도 마음도 변하기 시작했다. 거기다 나만의 스타일도 찾았다. 나만의 스타일을 찾고 나니 20대, 30대 때부터 나를 알고 지냈던 지인들은 내 인상이 한결 여유로워지고 편안해졌다고 입을 모아 말했다. 결국 '나다움'이라는 것은 내가 찾고 발견하는 것이었다. 잊지 말자. 스스로가 믿는 만큼 나만의 스타일을 가진 멋진 여자가 될 수 있다.

꾸민 듯 꾸미지 않은 자연스러움 속에 나만의 진짜 스타일이 숨어 있다.

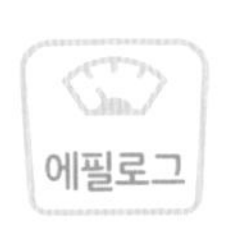

늘 다음 만남을 꿈꾼다

부모님은 일찍이 나에 대한 모든 경제적 지원을 끊었다. 내 삶의 모든 결정의 순간 스스로 선택하고 책임지게 했다. 공부도 해야 하고 일도 해야 하는 바쁜 생활이었다. 그러나 내 감정을 온전히 책임지며 스스로 생각하고 결정하는 힘은 큰 재산이 되었다. 나는 경제적 자립을 통한 정신적 자유를 경험으로 몸소 배웠다. 적당한 시기에 도움의 손길을 끊어주신 부모님께 진심으로 감사드린다.

시절인연. 모든 사물의 현상은 인과의 법칙에 의해 특정한 시간과 공간의 환경이 조성되어야 일어난다는 불교 용어다. 건강한 식습관과 생활습관으로 나의 몸과 생각이 새롭게 태어난 딱 그때, 아레테 인문 아카데미를 만났다. 그곳에서 매일 고전 필사를 하면서 내 경험을 정리하는 작업을 했다. 바로 이 책을 쓰는 일이었다.

'누구에게나 자신만의 스토리가 있다'며 내 안에 오래 묵은 잠재력을 일깨워준 아레테 인문 아카데미 칼 선생님께 감사의 마음을 전한다. 각 분야 전문가의 입장에서 원고를 읽어주고 나의 꿈을 응원해준 소중한 지인들에게도 감사의 마음을 전하고 싶다.

사람 그리고 책과의 만남이 선사하는 힘은 아주 크다. 어떤 특별한 만남은 인생을 완전히 바꿔버리기도 한다. 이 책이 이어준 배움과 만남에 나는 한 뼘 더 성장했다. 이 책을 쓰기 시작하면서 매주 새벽 기차를 타고 부산과 서울을 오가며 새로운 것을 배웠다. 오랜 시간 잊고 살았던 나와 재회했다. 오랫동안 만나지 않았던 사람들을 만났다. 이 책은 내 무의식과 의식 사이를 오가던 생각의 단편, 독서, 경험, 삶의 중간중간에서 만났던 많은 사람과의 만남으로 쓰이고 정리되었다.

20대와 30대에는 온갖 시행착오와 막연한 불안감으로 숨 고를 틈 없이 바쁘게 살았다. 40대에 드디어 10대의 내 꿈과 다시 조우했다. 삶의 여유와 깊이를 갖게 된 40대가 행복하다. 나는 지금까지 만남을 통해 배우고 성장해왔다. 그래서 늘 다음 만남을 꿈꾼다. 지금 이 순간 나는 여전히 새로운 만남을 맞이하고 있다. 내일에 대한 설렘도 점점 커져나간다.

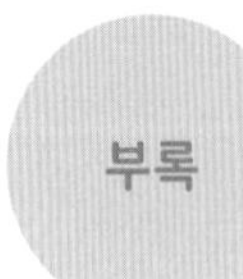

<1주 1kg, 10주 다이어트 다이어리>

'몸'의 변화가 두드러진 1~5주 차

주 차	구분	내용
1주 차	실천	• 배달, 외식, 야식을 끊었다. • 삼시세끼 집에서 요리하기 시작했다. • 매일 아침 체중계로 몸무게를 기록했다. • 물을 자주 마셨다. • 습관적으로 몸을 움직였다. • 잠들기 3시간 전에 식사를 마쳤다. • 밤 10시가 되면 무조건 잠자리에 들었다.
	변화	• 얼굴의 부기가 빠지기 시작했다. • 예전보다 아침에 일어나기 쉬워졌다. • 피부가 촉촉해졌다.
	체중 변화	• 체중이 0.5~1kg 줄었다.
2주 차	실천	• 아침 공복, 하루 2끼를 시작했다. • 아침 공복이 힘들 때에는 따뜻한 물, 생강 계피차, 우엉차로 공복을 달랬다. • 식단 일기를 쓰기 시작했다. 몸의 상태, 기분에 대해서도 자세히 기록했다. • 요가 교실에 참여했다. 바른 호흡에 대해 배웠다.
	변화	• 하루 종일 속이 편안했다. 아침 공복 후 먹는 점심이 맛있었다. • 기록하는 습관으로 내 몸의 문제를 파악할 수 있었다. • 내 자세와 체형의 문제점에 대해 인식했다.
	체중 변화	• 여기까지 체중이 2kg 줄었다.
3주 차	실천	• 아침 공복, 하루 2끼를 계속했다. • 냉장고 정리를 시작했다. 인스턴트와 가공식품을 전부 버렸다. • 마크로비오틱 자연 요리 교실에 참여했다. • 음식을 꼭꼭 씹어 먹는 습관을 들였다. • 손발이 차가울 때는 카레를 만들어 먹었다. • 척추와 골반을 위한 스트레칭을 시작했다.
	변화	• 가끔 외식하면 조미료의 맛이 강하게 느껴졌다. • 몸이 가벼워졌다. 맑은 기분으로 하루를 시작했다. • 명현 현상이 제일 많이 발생했다.

3주 차	체중 변화	• 여기까지 체중이 3kg 줄었다.
4주 차	실천	• 아침 공복, 하루 2끼를 계속했다. • 마크로비오틱 자연 요리 교실에서 배운 '표준식'을 실천했다. • 쌀겨절임을 만들어 먹었다. • 식사를 하다 배가 차오르면 수저를 놓았다. • 장 마사지와 림프순환 마사지를 시작했다. • 틈만 나면 밖에 나가 걸었다.
	변화	• 몸무게와 체형의 변화가 가장 두드러지게 나타났다. • 전신의 부기가 빠졌다. 샤워할 때 몸의 감촉이 달라졌다. • 대변의 모양과 색깔 등이 눈에 띄게 좋아졌다. • 불면증이 없어졌다.
	체중 변화	• 여기까지 체중이 4kg 줄었다.
5주 차	실천	• 마크로비오틱 자연 요리 교실 '표준식'으로 하루 1끼를 시작했다. • 사진을 찍고 몸 변화에 대한 피드백을 시작했다. • 물건 정리를 시작했다. 냉장고와 옷장을 비웠다.
	변화	• 짧은 시간 동안 숙면을 취할 수 있었다. • 몸이 가벼워지자 집중력이 향상되었다. • 시간 관리에 예민해졌다. • 마음의 술렁임이 생겼다.
	체중 변화	• 여기까지 체중이 5kg 줄었다.

'생각'과 '마음'의 변화가 두드러진 6~10주 차

6주 차	실천	• 마크로비오틱 '표준식'으로 하루 1끼를 지속했다. • 전문가로부터 바른 자세를 위한 교정을 받았다. • 알람시계 없이도 새벽 기상을 했다. • 독서 시간을 늘렸다. • 너저분한 책상을 정리했다.
	변화	• 쾌식·쾌변·쾌면, 삼쾌를 달성했다. • 자세를 교정하면서 등과 가슴을 습관적으로 폈다. 자신감이 생겼다. • 뭔가 배울 것을 계속 찾게 되었다.
	체중 변화	• 체중은 계속 줄어들었다. 여기까지 체중이 6kg 줄었다.

7주 차	실천	• 마크로비오틱 '표준식'으로 하루 1끼를 지속했다. • 어릴 적 배웠던 수영을 다시 시작했다. • 몇 년 만에 바이올린을 다시 시작했다. • 거울을 보고 일기를 쓰면서 자아성찰을 시작했다. 과거의 나와 재회했다. • 불필요한 연락과 만남을 끊었다. • 책 정리를 시작했다.
	변화	• 얼굴의 주름과 기미가 옅어졌다. 표정과 안색이 밝아졌다는 이야기를 들었다. • 몸이 유연해지자 수영하기가 훨씬 편했다. • 시간의 소중함을 느꼈다. • 제대로 휴식하는 법을 배웠다.
	체중 변화	• 여기까지 체중이 7kg 줄었다.
8주 차	실천	• 마크로비오틱 '표준식'으로 하루 1끼를 지속했다. • 먹고 싶다는 감정이 들 때가 아니라 실제로 배가 고플 때 먹었다. • 긍정 확언, 필사, 감사 일기 쓰기를 시작했다. • 의식 성장에 관한 도서와 프로그램을 접했다. • 사주명리학, 자연 요리 지도사, 소믈리에 자격증을 취득했다.
	변화	• 오랜만에 만난 사람들이 얼굴이 작아졌다고 했다. • 알레르기성 비염이 완화되었다. • 매달 시달리던 생리통이 사라졌다. • 나를 믿고 사랑하는 방법에 대해 알아가기 시작했다.
	체중 변화	• 여기까지 체중이 8kg 줄었다.
9주 차	실천	• 마크로비오틱 '표준식'으로 하루 1끼를 지속했다. • 내 체형에 맞는 패션 스타일을 찾았다. • 내 얼굴에 어울리는 맞춤 커트를 했다. • 퍼스널 컬러 진단을 받고 내게 어울리는 메이크업을 찾았다.
	변화	• 거울에 비친 나는 2달 전 나와 전혀 다른 모습이었다. • 허리가 잘록하게 들어갔다. 다리가 날씬해졌다. 군살이 정리되었다. • 주변 사람들이 자세가 좋아져서 당당하게 보인다고 했다. • 매사에 적극적이고 의욕적으로 바뀌었다. • 내가 진짜 하고 싶은 일을 찾았다.
	체중 변화	• 여기까지 체중이 9kg 넘게 줄었다.

10주 차	실천	• 마크로비오틱 '표준식'으로 하루 1끼를 지속했다. • 식습관과 생활습관이 자연스럽게 몸에 배었다. • 10주간의 경험을 주변인들과 공유하기 시작했다. • 10주간의 경험을 글로 정리하기 시작했다.
	변화	• 자세교정으로 키가 1cm나 커졌다. • 10주 만에 10kg 이상을 감량하고 나니 뭔가 대단한 것을 해낸 것 같아서 뿌듯했다. • 주변 사람들이 건강해지고 예뻐졌다고 했다. 좋은 습관을 실천하니 건강하고 예쁜 몸매는 저절로 따라왔다. • 좋은 습관을 계속 실천하고 내가 진짜 하고 싶은 일을 하면서 지금 이 순간 최상의 나로 살기로 결심했다.
	체중 변화	• 10주 만에 체중을 10kg 이상 감량했다.

참고문헌

제 1 장

『나는 질병없이 살기로 했다』, 하비 다이아몬드 지음, 강신원 옮김, 사이몬북스, 2017.
『다이어트 불변의 법칙』, 하비 다이아몬드 지음, 김민숙 옮김, 사이몬북스, 2007.
『비움으로 건강을 경영하라』, 임어금 지음, 델피노, 2021.
『식사가 잘못됐습니다』, 마키타 젠지 지음, 전선영 옮김, 더난출판사, 2018.

제 2 장

『굿바이 과민대장증후군』, 이진원 지음, 바른북스, 2021.
『내몸 대청소』, 프레데릭 살드만 지음, 김희경 옮김, 김영사, 2009.
『내 몸에 뚱보균이 산다』, 후지타 고이치로 지음, 서수지 옮김, 옥당, 2016.
『내 몸 해독의 시작 배변력』, 마쓰이케 쓰네오 지음, 노경아 옮김, 삼호미디어, 2015.
『더러운 장이 병을 만든다』, 버나드 젠센 지음, 엄성수 옮김, 국일미디어, 2002.
『몸 안의 독소를 빼는 쾌변 건강법』, 고토 도시오 지음, 이근아 옮김, 이아소, 2006.
『몸이 되살아나는 장 습관』, 김남규 지음, 매일경제신문사, 2019.
『이기는 몸』, 이동환 지음, 쌤앤파커스, 2020.
『장 건강하면 심플하게 산다』, 이송주 지음, 레몬북스, 2019.
『장내세균의 역습』, 에다 아카시 지음, 박현숙 옮김, 비타북스, 2020.
『장 누수가 당신을 망친다』, 후지타 고이치로 지음, 임순모 옮김, 행복에너지, 2018.
『장, 따뜻해야 몸이 산다』, 마츠이케 츠네오 지음, 박재현 옮김, 한문화, 2010.
『피 해독으로 만성질환 치료하기』, 선재광 지음, 전나무숲, 2021.
『효소 식생활로 장이 살아난다 면역력이 높아진다』, 츠루미 다카후미 지음, 김희철 옮김, 전나무숲, 2014.

제 3 장

『1일 1식』, 나구모 요시노리 지음, 양영철 옮김, 위즈덤하우스, 2012.
『간헐적 단식으로 내 몸 리셋』, 후나세 슌스케 지음, 장경환 옮김, 문예춘추사, 2019.
『공복 최고의 약』, 아오키 아츠시 지음, 이주관·이진원 옮김, 청홍, 2019.
『내 몸을 살리는 하루 단식』, 이시하라 유미 지음, 박경옥 옮김, 살림LIFE, 2009.
『내 몸이 보내는 이상신호가 나를 살린다』, 이시하라 유미 지음, 박현미 옮김, 전나무숲, 2018.
『노화는 세포건조가 원인이다』, 이시하라 유미 지음, 윤혜림 옮김, 전나무숲, 2017.
『뇌 노화를 멈추려면 35세부터 치아 관리 습관을 바꿔라』, 하세가와 요시야 지음, 이진원 옮김, 갈매나무, 2019.
『마유미의 매크로비오틱 키친』, 니시무라 마유미 지음, 이희건 옮김, 백년후, 2011.
『먹고 산다는 것에 대하여』, 이나가키 에미코 지음, 김미형 옮김, 엘리, 2018.
『생강의 힘』, 이시하라 유미 지음, 성백희 옮김, 전나무숲, 2018.
『스탠퍼드식 최고의 피로회복법』, 야마다 도모오 지음, 조해선 옮김, 비타북스, 2019.
『심플하게 산다 2』, 도미니크 로로 지음, 임영신 옮김, 바다출판사, 2014.
『씹는 힘』, 사이토 이치로 지음, 황미숙 옮김, 삼호미디어, 2011.
『씹을수록 건강해진다』, 니시오카 하지메 지음, 이동희 옮김, 전나무숲, 2007.
『장내 유익균을 살리면 면역력이 5배 높아진다』, 후지타 고이치로 지음, 노경아 옮김, 예인출판사, 2014.
『하루 세 끼가 내 몸을 망친다』, 이시하라 유미 지음, 황미숙 옮김, 살림LIFE, 2008.
『하루 한 끼 공복의 힘』, 이시하라 유미 지음, 이근아 옮김, 이아소, 2012.

제 4 장

『걷기만 해도 병이 낫는다』, KBS 생로병사의 비밀 제작팀 지음, 비타북스, 2022.
『기적의 수면법』, 스가와라 요헤이 지음, 허슬기 옮김, 길벗, 2022.
『기적의 장 스트레칭』, 오노 사키 지음, 김현정 옮김, 북라이프, 2018.
『내일을 생각하는 오늘의 식탁』, 전혜연 지음, 산지니, 2019.
『등면역』, 서재걸 지음, 블루페가수스, 2019.
『림프의 기적』, 박정현 지음, 라의눈, 2016.
『몸이 유연해야 몸이 산다』, 이시하라 유미 지음, 신정현 옮김, 삼호미디어, 2009.
『병의 90%는 걷기만 해도 낫는다』, 나가오 가즈히로 지음, 이선정 옮김, 북라이프,

2016.
『새우등과 거북목은 낫는다!』, 오카다 가즈토 지음, 이진원 옮김, 좋은날들, 2019.
『숙면의 모든 것』, 니시노 세이지 지음, 김정환 옮김, 브론스테인, 2020.
『아픈 사람의 99%는 목이 뭉쳐 있다』, 백정흠·이동관 지음, 쌤앤파커스, 2018.
『암 수술한 내가 꼭 알았어야 할 꿀잠 수면법』, 조아라 지음, 공감, 2022.
『요가의 언어』, 김경리 지음, 위즈덤하우스, 2019.
『적게 자도 괜찮습니다』, 쓰보다 사토루 지음, 전지혜 옮김, 길벗, 2019.
『하루 15분 기적의 림프 청소』, 김성중·심정묘 지음, 비타북스, 2016.

제 5 장

『50 이후, 건강을 결정하는 7가지 습관』, 프랭크 리프먼 M.D.·대니엘 클라로 지음, 안진이 옮김, 더퀘스트, 2022.
『나를 살리는 생명 리셋』, 전홍준 지음, 서울셀렉션, 2022.
『몸이 먼저다』, 한근태 지음, 미래의 창, 2014.
『습관의 디테일』, BJ 포그 지음, 김미정 옮김, 흐름출판, 2020.
『아주 작은 습관의 힘』, 제임스 클리어 지음, 이한이 옮김, 비즈니스북스, 2019.
『예뻐지는 식사법』, 나카 미에·나카 히로유키 지음, 정유선 옮김, 아이콘북스, 2010.
『외모는 자존감이다』, 김주미 지음, 다산 4.0, 2016.
『자세를 바꾸면 인생이 바뀐다』, 리처드 브레넌 지음, 최현묵·백희숙 옮김, 물병자리, 2012.
『최고의 휴식』, 구가야 아키라 지음, 홍성민 옮김, 알에이치코리아, 2017.
『프랑스 여자는 늙지 않는다』, 미레유 길리아노 지음, 박미경 옮김, 흐름출판, 2016.
『하버드 회복탄력성 수업』, 게일 가젤 지음, 손현선 옮김, 현대지성, 2021.